WIE KANN DIE MENSCHHEIT VON DER GEISSEL DER SYPHILIS BEFREIT WERDEN?

VON

DR. ERICH HOFFMANN
O. Ö. PROFESSOR UND DIREKTOR DER HAUTKLINIK
AN DER UNIVERSITÄT BONN

MIT 8 ABBILDUNGEN

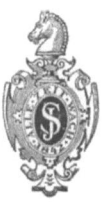

BERLIN
VERLAG VON JULIUS SPRINGER
1927

ALLE RECHTE, INSBESONDERE DAS DER ÜBERSETZUNG
IN FREMDE SPRACHEN, VORBEHALTEN.

ISBN-13: 978-3-642-47194-0 e-ISBN-13: 978-3-642-47530-6
DOI: 10.1007/ 978-3-642-47530-6

Motto: Hohes Ziel gibt frische Kraft.
Glücklich ist, wer wirkt und schafft.

DEM ANDENKEN

MEINES UNVERGESSLICHEN FREUNDES

UND MITARBEITERS

FRITZ SCHAUDINN

(GEBOREN 19. SEPTEMBER 1871, GESTORBEN 22. JUNI 1906)

GEWIDMET

Vorwort.

Diese Broschüre, die eine nicht nur für die Gesundung des deutschen Volkes ungemein wichtige Frage behandelt, ist hervorgegangen aus öffentlichen Vorträgen, wie ich sie am 29. April während der Reichsgesundheitswoche in Bonn und am 28. Oktober 1926 auf Veranlassung der Deutschen Gesellschaft zur Bekämpfung der Geschlechtskrankheiten in Berlin gehalten habe. Von den zahlreichen Bildern, die zur Erläuterung meiner Ausführungen dienten, konnten nur einige hier wiedergegeben werden. Die Überzeugung, daß die Syphilis nicht allein in ihrer Primärperiode, sondern auch während des ganzen zweiten Stadiums häufig früh heilbar ist, habe ich ebenso wie die Meinung, daß sie deshalb auch als ausrottbar angesehen werden darf, schon seit einer Reihe von Jahren vertreten und in letzter Zeit auch die Genugtuung erhalten, daß sich auch andre Fachgenossen nun mehr oder weniger bestimmt zu dieser Auffassung bekannt haben. Wenn auch über die Stärke und Art der hierfür erforderlichen Kuren noch gewisse Meinungsunterschiede bestehen, so dürfte doch auf Grund aller Erfahrungen die Auffassung, daß eine sichere Dauerwirkung nur bei genügend hoher Einzel- und Gesamtdosierung der Heilmittel und kurzen Pausen zwischen den Kurven verbürgt wird, immer mehr an Boden gewinnen. Sollte meine für weitere Kreise bestimmte Darstellung dazu Anlaß geben, auch über Deutschlands Grenzen hinaus gemeinsame Schritte zur besseren und schnelleren Eindämmung der als Weltgeißel anzusehenden Lustseuche zu unternehmen, so würde ihr Zweck in vollkommenster Weise erreicht werden.

Bonn, den 31. Dezember 1926. **ERICH HOFFMANN**

Inhaltsverzeichnis.

Seite

I. Einleitung 7
II. Vorbemerkungen über Verlauf und Erscheinungen der Syphilis 10
III. Ist die Syphilis früh und gut erkennbar? 17
IV. Ist die Syphilis eine heilbare Krankheit? 25
V. Kann die Syphilis als vermeidbare Krankheit gelten? 38
VI. Ist die Syphilis als eine ausrottbare Krankheit anzusehen? . . 44
VII. Zusammenfassung der wichtigsten Ergebnisse 52

I. Einleitung.

Unter den Volksseuchen, die man wegen ihres in allen Erdstrichen dauernd sich zeigenden mörderischen Charakters mit Recht als Würgeengel der Menschheit bezeichnen kann, nehmen Tuberkulose und Syphilis die erste Stelle ein. Noch viel ansteckender als die Schwindsucht und wegen ihrer Übertragbarkeit auf die Nachkommenschaft besonders gefürchtet, verbreitet sich die Syphilis infolge ihres sich über viele Jahre erstreckenden Verlaufs und ihrer schmerzlosen langsamen Entwicklung oft unbemerkt und schleichend weiter und fordert in allen Kulturländern, besonders aber in den Großstädten, zahlreiche Opfer in allen Lebensaltern, wobei sie in heimtückischer Weise noch nach langer Zeit scheinbarer Gesundheit auch die kräftigsten Menschen in der Blüte der Jahre oft unerbittlich dahinrafft. Daher gehört die Frage, wie die Menschheit von dieser furchtbaren Geißel befreit werden kann, zu den wichtigsten Problemen der Volksgesundheit und interessiert, wie sich bei meinen öffentlichen Vorträgen in Bonn und Berlin erkennen ließ, weiteste Kreise besonders auch deshalb, weil wir infolge der großen wissenschaftlichen Fortschritte auf diesem Gebiet jetzt zweifellos die berechtigte Hoffnung hegen dürfen, daß der schon heute erfolgreiche Kampf gegen diese Krankheit bald schnellere Fortschritte erzielen wird.

Infolge des Weltkrieges und der Nachkriegswirren war mit den übrigen Geschlechtskrankheiten auch die Syphilis wieder verbreiteter geworden und aus den großen Städten auch aufs Land und in die Familien in einem früher nicht gekannten Grade verschleppt worden. Wenn auch diese Kriegswelle schon wieder abgeflaut ist, so waren doch noch vor wenigen Jahren die Zahlen der jährlichen Todesfälle, wie sie nach einer Mitteilung der Geschäftsstelle der Deutschen Gesellschaft zur Bekämpfung der Geschlechtskrankheiten aus verschiedenen europäischen Ländern bekannt geworden sind, immer noch erschreckend groß. Sollen doch in Belgien jährlich etwa 15 000, in England etwa 60 000, in Frankreich gar 140 000 Todesfälle durch Syphilis verursacht sein. Dementsprechend sind auch die Zahlen über die Verbreitung der Syphilis, die mir durch die-

8 Einleitung.

selbe Stelle vermittelt wurden, ungemein groß. Hat man doch in England jährlich etwa 190 000 neue Syphilisfälle berechnet, in Belgien die Gesamtzahl der Syphilitischen auf 400 000 und in Frankreich auf etwa ein Zehntel der Gesamtbevölkerung geschätzt. Von den in Hospitälern befindlichen Kranken sollen in Frankreich bis zu 40 vH, in Belgien bis zu 22 vH ihr Leiden der Syphilis zu verdanken haben. Mögen diese Zahlen bei dem Mangel einer wirklich zuverlässigen Statistik auf diesem Gebiete auch zum Teil zu hoch gegriffen sein, so sind sie doch geeignet zu zeigen, wie ungemein verbreitet diese Krankheit noch vor kurzem war und wie hoch ihre Bedeutung für die Volksgesundheit eingeschätzt werden muß.

Daß auch bei uns in Deutschland die Zahl der Todesfälle an Syphilis eine sehr große war, haben BLASCHKO, HELLER, JADASSOHN u. a. sowohl für die erworbene wie für die angeborene Syphilis in zum Teil erschreckend hohen Zahlen gezeigt. Welch entsetzliche Ausbreitung und Bedeutung den Geschlechtskrankheiten auch bei uns noch zukommt, ergibt eine mit lehrreichen Tabellen versehene, kürzlich erschienene zur Aufklärung der Öffentlichkeit bestimmte Übersicht von BREGER aus dem Reichs-Gesundheitsamt. Hier wird auf Grund der letzten Zählung der Geschlechtskrankheiten vom 15. XI. bis 14. XII. 1919 der Jahreszugang an Neuerkrankungen auf mehr als eine halbe Million berechnet, worunter sich viele Syphilitische befinden; dabei handelt es sich aber nur um eine Mindestzahl, weil viele nicht bei Ärzten behandelte oder nicht von Ärzten gemeldete Kranke fehlen. Auch die starke Verbreitung der venerischen Erkrankungen unter den englischen Truppen im Rheinland wird hier besonders hervorgehoben[1]); sie sollte allein schon ein Grund sein, um die auch aus anderen Gründen unhaltbar gewordene Besetzung der Rheinlande bald ganz zu beseitigen.

Glücklicherweise sind nun im Lauf der letzten Jahrzehnte eine Reihe bedeutungsvoller Entdeckungen kurz hintereinander gemacht worden, die den Kampf gegen die Syphilis auf eine ganz andere und sicherere Grundlage gestellt haben, als das früher möglich erschien. Nachdem im Jahre 1903 die Überimpfbarkeit der Syphilis auf Tiere durch METSCHNIKOFF und ROUX in Paris sicher festgestellt worden war, folgte schon im März 1905 in Berlin die Entdeckung des so lange vergeblich gesuchten Syphiliserregers durch FRITZ SCHAUDINN und ERICH HOFFMANN und 1906

---

[1]) J. BREGER, Die Geschlechtskrankheiten in ihrer Bedeutung für Familie und Staat. v. Deckers Verlag, Berlin 1926.

Einleitung.

die Auffindung der Wassermannschen Reaktion, einer Methode, die es ermöglicht, die Syphilis aus dem Blute und Nervenwasser zu erkennen, durch v. WASSERMANN, NEISSER und BRUCK. Hierdurch wurden ungeahnte Fortschritte in der Erkennung dieser Krankheit eingeleitet, die dann schon 1909/10 durch die Entdeckung eines außerordentlich wirksamen Heilmittels, des Salvarsans, durch PAUL EHRLICH (mit HATA) gekrönt wurden. Alle diese Fortschritte haben uns durch allmählichen systematischen Ausbau der Methoden in den Stand gesetzt, die Krankheit nicht nur früh und sicher zu erkennen, sondern auch frühzeitig zu heilen und ihrer Übertragung auf andere und die Nachkommenschaft wirksam vorzubeugen.

So kommt es, daß wir nun wirklich von der Möglichkeit der Ausrottung der Syphilis ernsthaft sprechen können, so sehr man sich auch bei einer so heimtückischen, im Verborgenen fortschwelenden, lange Jahre übertragbar bleibenden Volksseuche der ungeheuren Schwierigkeiten eines solchen Unternehmens bewußt bleiben muß. Wenn es aber dem Mittelalter gelang, den schon aus den ältesten Urkunden, wie der Bibel, bekannten Aussatz, die so gefürchtete und unheimliche Lepra, durch strenge Maßregeln aus Europa zu verdrängen, obwohl es gegen diese Krankheit keine wirksame, ihren Erreger vernichtende Behandlung gab, so ist es nun an uns, mit festem, von mutigem Optimismus beseelten Willen den Kampf gegen die so gut durch starke Heilmittel beeinflußbare Syphilis aufzunehmen und zäh und unverdrossen durchzuführen, bis der Sieg errungen sein wird.

Wollen wir uns nun über die Aussichten dieses Kampfes Klarheit verschaffen, so müssen wir folgende Fragen näher besprechen:

1. Ist die Syphilis eine früh erkennbare Krankheit geworden?

2. Ist ihre Heilung durch Frühbehandlung häufig und gerade im ansteckenden Stadium zu erreichen?

3. Kann sie als eine weitgehend vermeidbare Krankheit angesehen werden?

4. Darf, falls diese Fragen bejaht werden können, mit der Möglichkeit ihrer Ausrottung in absehbarer Zeit gerechnet werden?

Ehe ich mich der Erörterung dieser Fragen zuwenden kann, muß ich über Erscheinungen, Verlauf und Spätfolgen dieser ihrer ungemeinen Vielgestaltigkeit wegen als Proteus unter den Krankheiten geltenden Infektion einige Bemerkungen, wie sie dem heutigen Stand unseres Wissens entsprechen, vorausschicken.

II. Vorbemerkungen über Verlauf und Erscheinungen der Syphilis.

Nach der Ansteckung, die bei uns zu Lande in etwa 80—85 vH der Fälle an den Geschlechtsteilen, sonst meist am und im Munde und Rachen, seltener an den Fingern, der Nase und anderen Stellen des Körpers geschieht, vergehen durchschnittlich drei Wochen, ehe am Ort des Eindringens des Krankheitsgiftes der harte Schanker oder Primäraffekt bemerkbar wird, ein oft unscheinbarer harter Knoten oder ein derbes Geschwür, woran sich sehr bald harte schmerzlose örtliche Lymphdrüsenschwellungen anschließen, die in ihrer typischen Beschaffenheit für die Erkennung der Syphilis äußerst wichtig sind. Mitunter ist diese Anfangserscheinung zwerghaft klein oder kann auch ganz fehlen, während die Lymphdrüsen Brutstätten des Giftes bleiben. Nach weiteren 3 Wochen, also etwa 6 Wochen nach der Ansteckung, zeigt sich im Blut eine durch die Wassermannsche Reaktion leicht erkennbare charakteristische Veränderung, und wenn wiederum etwa 3 Wochen, also seit der Ansteckung durchschnittlich 9 Wochen, vorübergegangen sind, ist die primäre Periode zu Ende, und es treten nun die ersten Allgemeinerscheinungen auf, die oft nur in einem ganz unauffälligen Hautausschlag in Gestalt nicht jukkender roter Fleckchen, Knötchen oder Pöckchen usw. bestehen. Dabei treten häufig und wiederholt wunde Stellen, knopfartige feuchte Warzen oder Geschwürchen an den Geschlechtsteilen, dem After und im Munde und Rachen auf, die das Krankheitsgift sehr reichlich enthalten und neben dem Schanker am häufigsten auf andere übertragen; auch sie sind oft schmerzlos und unauffällig, selbst wenn sie Halsentzündungen machen, so daß die Kranken von ihrer schlimmen Bedeutung leider vielfach keine Ahnung haben. Solche sehr ansteckungsgefährliche Erscheinungen können sich in verschiedenster Form und Ausbreitung über 2 bis 3 Jahre, selten noch länger, wiederholen, nämlich solange als diese zweite, sogenannte sekundäre Periode der Syphilis dauert. Auch jetzt schon können Störungen an den inneren und Sinnesorganen sowie am Nervensystem in verschiedener Form und Stärke auftreten. Später im dritten, sogenannten tertiären Stadium können an allen möglichen Organen des Körpers, wie der Haut, den Schleimhäuten, Augen, Ohren, Nase, Knochen, Leber, Nieren usw., ferner am Gefäß- und Nervensystem sich schwere zerstörende Krankheitsprozesse entwickeln, die gefährlicher und je nach ihrem Sitz lebensbedrohend sind, aber durch unsere Heilmittel fast durchweg

Vorbemerkungen über Verlauf und Erscheinungen der Syphilis. 11

gut gebessert oder geheilt werden können. Noch gefürchteter aber sind die weniger gut beeinflußbaren Spätfolgen der Syphilis, die in der vierten, sogenannten Quartärperiode am Gefäßsystem besonders in Form der Erkrankung der Hauptschlagader (Aortenaneurysma) und am Zentralnervensystem als Rückenmarksschwindsucht (Tabes) und Gehirnerweichung (Paralyse) nach langen Zeiten scheinbar voller Gesundheit (10 bis 15 Jahren und mehr) sich einstellen und unerbittlich zum Tode führen. In der tertiären und Spätperiode pflegt die Syphilis nicht mehr ansteckend zu sein. Natürlich gibt es zwischen diesen künstlich geschaffenen, aber das Verständnis erleichternden Stadien keinerlei scharfe Grenzen. Die zuletzt genannten Spätfolgen hat man erst infolge der neuen Entdeckungen mit Sicherheit auf das syphilitische Gift zurückführen können, während man früher ihren ursächlichen Zusammenhang mit der Syphilis teils geleugnet, teils nur als einen indirekten angesehen hat.

Eine ganz besondere Stelle unter den Krankheiten nimmt die Syphilis dadurch ein, daß sie jahrelang auf die Nachkommenschaft übertragbar bleibt und zu Fehl- oder Frühgeburten kranker Früchte oder auch zu rechtzeitiger Geburt Krankheitszeichen aufweisender oder erst früher oder später erkrankender Kinder Anlaß gibt. Eine Übertragung durch den Samen oder das mütterliche Ei ist nicht erwiesen und unwahrscheinlich; von einer „Vererbung" darf, da es sich ja nicht um vererbte Eigenschaften des Organismus handelt, erst recht nicht gesprochen werden; die Bezeichnung „Erbsyphilis" ist also unrichtig. Vielmehr entsteht die angeborene Syphilis durch Übergang des Krankheitserregers durch den die Ernährung der Frucht vermittelnden Mutterkuchen (Plazenta) auf das werdende kindliche Wesen. Geschieht diese Übertragung frühzeitig mit Erkrankung der die Ernährung der Frucht vermittelnden Eihäute und des Mutterkuchens, so stirbt diese bald ab und wird, wie man sagt, faultot ausgestoßen (Fehlgeburt). Kommt der Übergang erst später zustande, so kommt es zu Frühgeburten toter oder schwerkranker, wenig lebensfähiger Kinder und bei noch späterem Eindringen der Erreger zur rechtzeitigen Geburt mehr oder weniger stark erkrankter oder scheinbar gesunder, erst nach Wochen und Monaten Krankheitszeichen aufweisender Kinder. Wenn der wie ein Filter wirkende Mutterkuchen alle Erreger zurückhält und nicht durchtreten läßt, kann trotz der Erkrankung der Mutter jederzeit auch ein gesundes Kind geboren werden. Eine direkte Übertragung vom Vater auf das Ei durch den Samen, ohne daß die Mutter erkrankt, (sogenannte paterne Übertragung), wie man sie früher fast allgemein annahm, ist ganz unbewiesen und wird von den meisten erfahrenen Forschern nicht mehr anerkannt. Ich selbst hielt sie mit MATZENAUER schon seit $2^1/_2$ Jahrzehnten im Gegensatz zu meinem Lehrer EDMUND LESSER für unmöglich; denn eine lediglich das Ei, nicht aber vorher oder zugleich den mütterlichen Organismus treffende Infektion war für mich immer undenkbar.

Die angeborene Syphilis muß immer als schwere Erkrankung gelten, da sie eine viel stärkere, durch die Nabelschnur zunächst die Leber und andere innere Organe treffende, also gewissermaßen ins Blut verimpfte Durchseuchung des Körpers darstellt und deshalb häufig zum Tode führt; wurden doch früher, wie HELLER erst vor kurzem wieder gezeigt hat, bis 50 vH und mehr aller dieser oft äußerst lebensschwachen Kinder früh dahingerafft oder, wie man auch sagen darf, von einem beklagenswerten Siechtum erlöst. Mehr noch als bei der im späteren Leben erworbenen Syphilis stellen sich bei der angeborenen alle oben geschilderten Folgen der Krankheit ein, nur daß die inneren Organe, Nerven- und Sinneswerkzeuge oft noch schwerere Veränderungen davontragen. Nicht selten zeichnen gewisse Abweichungen an Zähnen und Nase, Narbenbildungen um den Mund, Augen- und Ohrenstörungen solche Kinder für ihr ganzes Leben und machen sie dem Arzt kenntlich; die als HUTCHINSONsche Trias benannten drei Zeichen, nämlich Hornhautentzündung, nervöse Ertaubung und halbmondförmige Aushöhlung der Kanten der mittleren oberen Schneidezähne, haben besondere Berühmtheit erlangt.

Neben dieser Syphilis der Unschuldigen, die Kinder mit auf die Welt bringen und unbescholtene Frauen in der Ehe erleiden, gibt es auch andere Erkrankungen genug, die ohne leichtfertiges Küssen oder Geschlechtsverkehr erworben und darum oft verkannt werden. Dazu gehören die Ansteckungen, die durch Rasieren, Benutzung unreiner Instrumente, wie Zahnhölzer, Zahnbürsten, Trompeten, Pfeifen, Zigarrenspitzen usw., Anspucken, Verletzungen beim Ringen, Gebrauch beschmutzter Leib- und Bettwäsche und berufliche Versorgung Syphiliskranker zustande kommen. Einige Beispiele aus eigener Erfahrung mögen dies erläutern.

So sah ich öfters ein Schankergeschwür am Kinn, das durch Infektion einer beim Rasieren gesetzten Wunde entstanden war, wobei das Gift direkt von einem kranken Friseur oder, was häufiger ist, durch einen die Wunde später infizierenden Kuß übertragen werden kann (Rasierschanker). Seltener noch ist ein Schanker am Zahnfleisch, der durch unreine Instrumente eines Dentisten oder Benutzung einer verunreinigten Zahnbürste oder

Vorbemerkungen über Verlauf und Erscheinungen der Syphilis. 13

eines gebrauchten Zahnstochers eingeimpft werden kann; häufiger sind außer den bekannten Lippenschankern Schanker an der

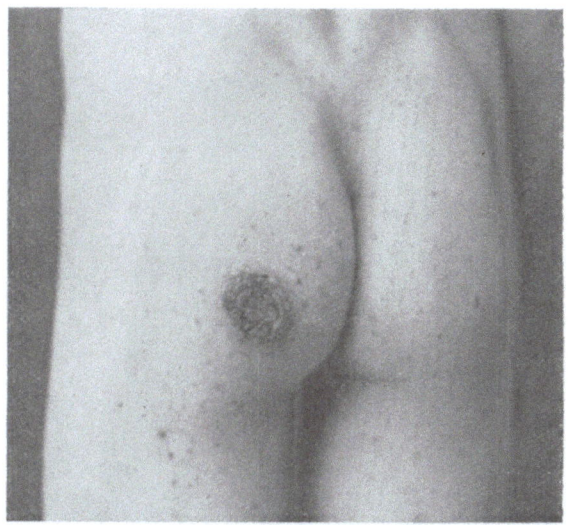

Abb. 1. Bettschanker durch Schlafen mit einem älteren kranken Bruder in gleichem Bett, daneben Ausschlag (Sekundäre Syphilis).

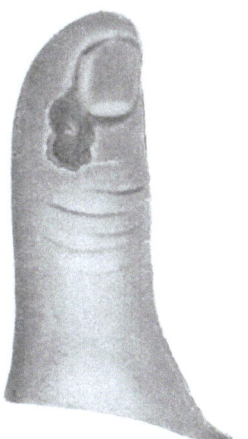

Abb. 2. Berufsschanker eines Heilgehilfen (Primäre Syphilis).

Mandel, die eine Mandelentzündung vortäuschen und durch Küsse oder Trinken aus unreinen Gläsern usw. entstehen können. Jede länger dauernde Mandel- und Rachenentzündung, besonders wenn sie fieberlos und wenig schmerzhaft ist, sollte genau auf Syphilis untersucht werden. Sehr selten wieder sind ,,Bettschanker" (s. Abb. 1), wie ich sie z. B. als großes Geschwür am Gesäß eines Knaben sah, der sich dort verletzt und dann mit einem auch von mir behandelten älteren Bruder regelmäßig in demselben Bett geschlafen hatte. Bei einer alten Waschfrau fand ich ein Schankergeschwür an der Fußsohle, das durch Einstampfen von Prostituiertenwäsche entstanden sein sollte. Ein andermal war ein großer Schanker an der Augenbindehaut durch Anspucken mit syphilitischem Speichel verursacht, ähnlich wie man solche Übertragung durch Auslecken von Fremdkörpern aus der Bindehaut

14 Vorbemerkungen über Verlauf und Erscheinungen der Syphilis.

durch Kurpfuscherinnen früher gelegentlich sah. Schanker der Schläfen- oder Kopfhaut sah ich bei Berufsringern, wenn sie von kranken Gegnern mit den Zähnen oder Nägeln verletzt und mit

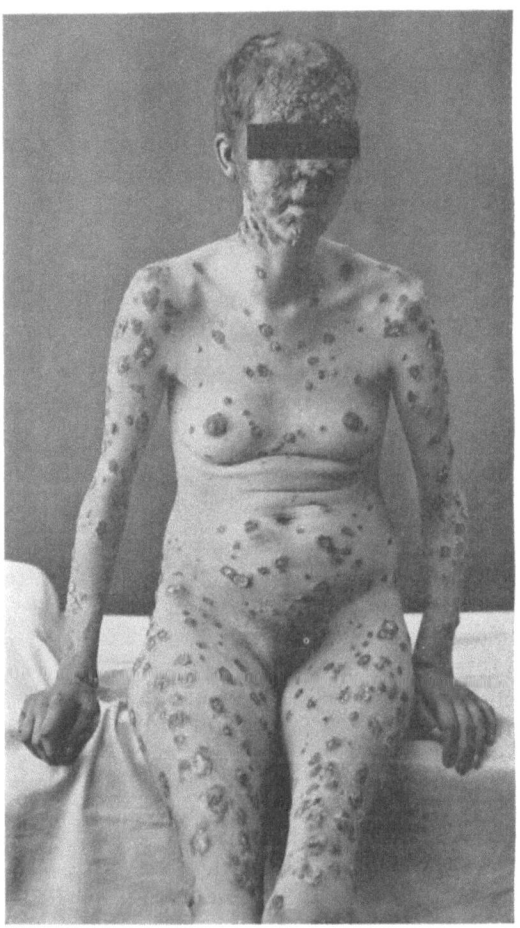

Abb. 3. Durch Naturheilverfahren stark verschlimmerte sekundäre Syphilis.

Speichel infiziert wurden (Ringkampfschanker). Bei Ärzten, Heilgehilfen, Hebammen usw. kommen besonders an den Nagelfalzen und Fingern eigenartige berufliche Infektionen vor (Berufsschanker, s. Abb. 2), aber auch durch einfaches Kratzen an einem Krampf-

Vorbemerkungen über Verlauf und Erscheinungen der Syphilis. 15

aderknoten sah ich bei einem Arzt einen schmerzhaften Schanker von abweichender Form entstehen, dem auch ein ganz ungewöhnlicher Ausschlag zuerst nur an den Beinen ein ganz täuschendes Gepräge gab. Auch durch Bohren in der Nase entstehende Berufsschanker kommen bei Medizinern und dem Pflegepersonal nicht allzu selten vor.

Daß auch von der Leiche eine Ansteckung mit Syphilis möglich ist, konnte neuerdings sicher nachgewiesen werden; allerdings

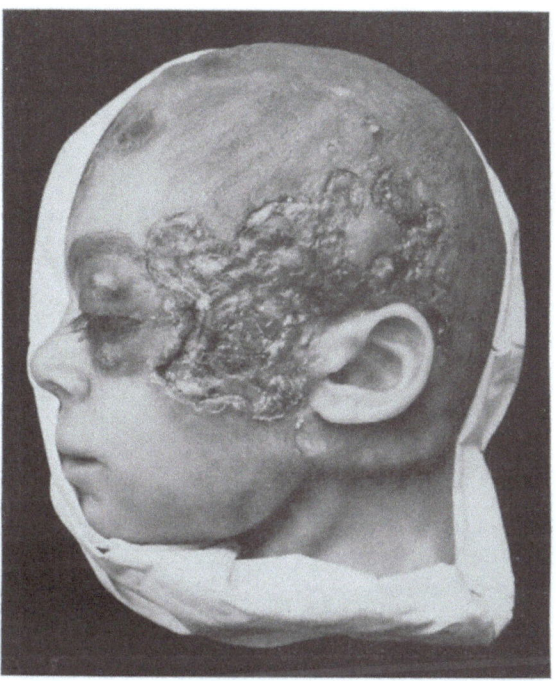

Abb. 4. Angeborene Spätsyphilis (lange für Lupus gehalten).

sind solche Leichenschanker viel seltener als die bekannten Leichentuberkel, die von den Leichen Tuberkulöser durch Übertragung von Tuberkelbazillen häufiger vermittelt werden. Tierversuche in meinem Laboratorium, die auf meine Veranlassung von Prof. ZURHELLE und Dr. STREMPEL systematisch angestellt wurden, ergaben, daß unter gewissen Bedingungen Leichenteile bis zu vier Tagen (96 Stunden) überimpfbar bleiben; das Dogma von der schnellen Zerstörung des Syphilisgiftes in Leichen ist also durch diese und klinische Erfahrungen als unrichtig erwiesen.

16 Vorbemerkungen über Verlauf und Erscheinungen der Syphilis.

Wie bösartig eine Syphilis durch zu späte Befragung eines erfahrenen und sachverständigen Arztes und Anwendung sogenannter Naturheilverfahren statt der erforderlichen arzneilichen Behandlung werden kann, mögen aus der großen Zahl derartiger leider auch heute infolge der in Deutschland geduldeten Kurierfreiheit noch öfters vorkommender Beobachtungen nur zwei Beispiele zeigen, erstens ein Bild einer aus einer rheinischen Mittel-

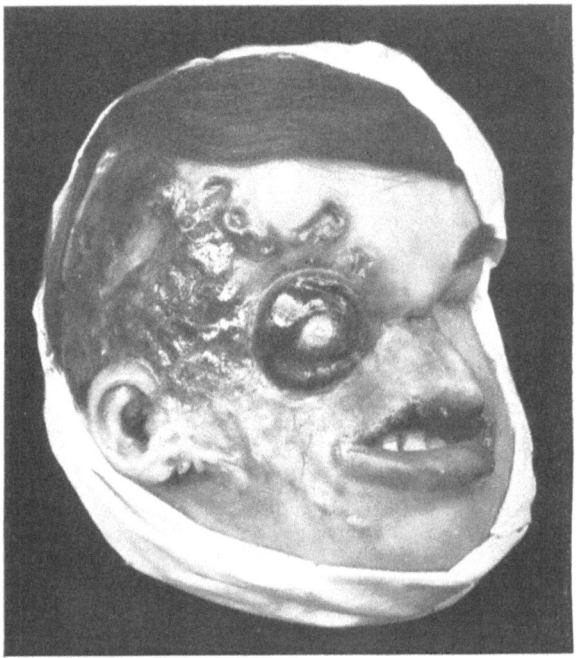

Abb. 5. Lange Zeit verkannte angeborene Spätsyphilis.

stadt stammenden Kranken, die mit Schwitzkuren und Kräutersäften behandelt worden war (Abb. 3), und zweitens die Abbildung zweier aus ländlichen rheinischen Orten stammenden Mädchen mit angeborener, aber für tuberkulös gehaltener Erkrankung (Abb. 4 und 5), bei denen eine furchtbare Verstümmelung nur die Folge einer viel zu späten Einlieferung in die Klinik gewesen ist. In beiden Fällen gelang es aber trotzdem, einen günstigen Heilerfolg, der bereits viele Jahre lang anhält und allem Anschein nach ein dauernder ist, zu erzielen.

Schließlich sei noch erwähnt, daß es auch eine ganz **symptomlose Erkrankung an Syphilis**, sogenannte stumme Infektion, beim Menschen gibt, wie sie auch im Tierversuch von KOLLE u. a. nicht selten gefunden wird; diese kann dauernd ohne sichtbare Erscheinungen verlaufen oder aber nach vieljähriger Symptomlosigkeit auch Spätfolgen verursachen; genaue Untersuchung des Blutes und Nervenwassers und Überimpfung von Lymphdrüsen lassen auch diese erscheinungslose Syphilis erkennen.

Nach diesen kurzen Vorbemerkungen soll nun die erste Frage, ob die Syphilis heutzutage eine **früh und gut erkennbare Krankheit** geworden ist, untersucht werden.

III. Ist die Syphilis früh und gut erkennbar?

Auch früher konnte die Syphilis von erfahrenen Ärzten oft gut erkannt werden, besonders wenn sie erst allgemeine Erscheinungen machte. Vorher, im primären Stadium, waren auch tüchtige Ärzte über die Natur des Schankers — ob hart oder weich, ob einfache Entzündung oder Verletzung usw. — nicht selten so wenig sicher, daß sie lieber sekundäre unzweifelhafte Merkmale zur Entscheidung des Urteils abwarteten, besonders weil sie sich dann auch eine bessere Einwirkung der damals üblichen Heilmittel versprachen. Dadurch war natürlich der weiteren Verbreitung der Syphilis Tür und Tor geöffnet, zumal da die Kranken bei den geringen Beschwerden ihr Leiden leicht unterschätzten und gar ganz vergaßen. Diese Zeit banger, auch seelisch zermürbender Ungewißheit ist seit der Entdeckung der Syphilisspirochäte glücklicherweise überwunden; können wir doch heute durch den Befund des so charakteristisch geformten Syphiliserregers den Schanker schon vom ersten Tage seines Auftretens an sicher erkennen. Freilich bedarf es dazu der Untersuchung durch einen wohlerfahrenen Sachverständigen, der auch die Fehlerquellen dieser an sich einfachen und meist schnell in der Sprechstunde zu entscheidenden Diagnose kennen und berücksichtigen muß. Ein gutes Mikroskop mit einer Dunkelfeldvorrichtung genügt für diesen Zweck vollständig und umständliche Färbeverfahren sind nicht mehr erforderlich. Die äußerst dünnen, lebhaft beweglichen, korkzieherartig gewundenen Fädchen, die auf dunkelm Grunde wie leuchtende Schlänglein — ich habe sie auch Lustschräubchen genannt[1]) — erscheinen, sichern die Erkennung, wenn sie allein in rein entnommenen Präparaten vorhanden sind, und andere gröbere, als Schma-

---

[1]) Die deutsche Bezeichnung der Syphilis ist ja **Lustseuche**.

rotzer an der Oberfläche der Genitalien und der Mundschleimhaut vorkommende Schräubchen (Mundspirochäten u. a.), die auch feinere Formen bilden und daher den Untersucher täuschen können, fehlen.

Wie wir aus Tierexperimenten von amerikanischen (BROWN und PEARCE) und deutschen Forschern (KOLLE, STREMPEL, ARMUZZI) wissen, vermehren sich die Syphilisspirochäten schon sehr früh nach der Ansteckung im Gewebe der Haut und dringen auch sehr bald, in den ersten Tagen und Stunden, in die benachbarten Lymphdrüsen ein, wo sie zuweilen schon nach 24 Stunden, in Teilung begriffen, mikroskopisch in Gewebsschnitten nachgewiesen werden können (ZURHELLE). Sobald beim Menschen die charakteristische harte schmerzlose Drüsenschwellung entsteht, die den Schanker regelmäßig begleitet, kann durch meine Methode der Drüsenpunktion der Nachweis der Syphilisspirochäte versucht und oft erbracht werden. Hierdurch kann die Krankheit mit Sicherheit früh erkannt werden, wenn im Schanker infolge örtlicher Behandlung (Ätzung, Ausbrennen usw.) oder Beimengung gröberer Spirochätenformen eine sichere Diagnose nicht gelingt, oder aber ein deutlicher Schanker fehlt oder der Untersuchung infolge versteckten Sitzes nicht zugänglich ist. Im Lymphsaft harter Drüsen wird, soweit wir wissen, die Syphilisspirochäte auch stets rein gefunden; hier fällt also die Fehlerquelle fort, die durch Beimengung von andern an der Oberfläche des Körpers schmarotzenden ähnlichen Formen bei der Untersuchung von Schankern und offenen Stellen möglich, aber durch reine Entnahme schon oft vermeidbar ist. Das ist ein sehr wichtiger Vorteil dieser einfachen, kaum Schmerzen machenden Untersuchungsmethode auch bei Schankern im Munde und an den Mandeln.

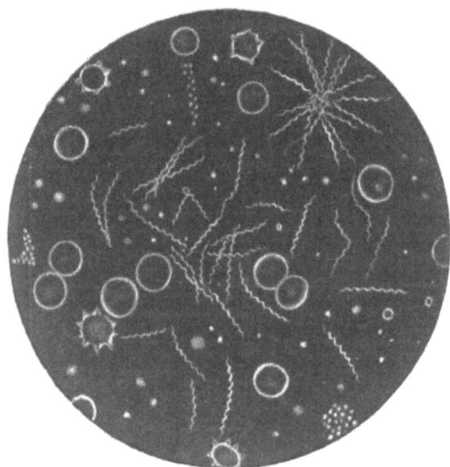

Abb. 6. Sehr zahlreiche Syphilisspirochäten aus einem Zahnfleischschanker im Dunkelfeldmikroskop.

Ist die Syphilis früh und gut erkennbar? 19

Nicht nur für die primäre, sondern auch für die sekundäre Periode der erworbenen Syphilis sind die genannten Untersuchungsmethoden von größter Bedeutung und gestatten auch die sichere Erkennung von sekundären Feuchtwarzen und Wundstellen an Genitalien und am Munde am schnellsten und bei Beachtung gewisser Vorsichtsmaßregeln sicher. Selbst auf scheinbar gesunden Schleimhäuten, wie den Rachenmandeln, der Gebärmutter und Harnröhre, kann man durch Abschaben kleiner Gewebsteile nicht selten schon früh bei Gefährdeten oder Verdächtigen so die Früherkennung der Krankheit schnell und einfach erreichen. Gerade die Untersuchung der Rachenmandeln, die KRULLE und ich schon vor etwa 20 Jahren empfohlen haben, leistet mir in der Sprechstunde öfters gute Dienste, ebenso die aus JADASSOHNS Klinik später angegebene Prüfung von Abstrichen des Gebärmutterhalses, von der auch die Frauenärzte weitgehend Gebrauch machen sollten.

Bei angeborener Syphilis ist die Frühdiagnose auch häufig möglich; freilich stößt hier die sichere Früherkennung, die auch durch genaue Untersuchung der Nabelschnur, Lymphdrüsen, Nasen- und Rachenschleimhaut und des Blutes mit Erfolg gemacht worden ist, bei gefährdeten und verdächtigen Kindern noch öfters auf erhebliche Schwierigkeiten, auf die ich noch zurückkommen werde. In späteren Stadien der Syphilis ist die Spirochätenuntersuchung meist nicht brauchbar, weil die Erreger dann zu spärlich oder doch zu unregelmäßig vorkommen und ihre Auffindung deshalb in der Praxis unüberwindliche Schwierigkeiten macht.

Die zweite ungeheuer wichtig gewordene Entdeckung ist die **Wassermannsche Reaktion**. Schon lange hatten alte Ärzte die Überzeugung, daß mit der Syphilis eine Veränderung der Körpersäfte, eine Verderbnis des Blutes einhergehen müsse. Seit 1906 besitzen wir nun wirklich eine Methode, die es ermöglicht, aus einer kleinen Blutprobe die Veränderung des Blutwassers, also des Serums, zu erkennen. Bei richtiger Ausführung und Beachtung seltener Fehlerquellen gibt die Wassermannsche Reaktion, die darauf beruht, daß das Serum Syphilitischer zusammen mit geeigneten Organextrakten eine Hemmung der Blutlösung (Hämolyse) in einem hämolytischen System veranlaßt, ausgezeichnete Resultate.

Dieser Vorgang der Blutlösung entsteht in geringem Grade schon, wenn artfremdes Blut einem Menschen oder Tier eingespritzt wird, indem die roten Blutkörperchen dann ihren Farbstoff verlieren, also ausgelaugt werden. Sie kann ganz ungemein gesteigert werden durch mehrfache Einspritzung artfremder roter

Blutkörperchen, z. B. solcher eines Hammels bei Kaninchen; das Kaninchenserum gewinnt dadurch stärkste, die Blutkörperchen auslaugende, hämolytische Eigenschaft, die durch Erwärmung auf 56° (Inaktivierung) aufgehoben, aber durch Zusatz von wenig frischem Blutserum wieder hergestellt werden kann. Ein hämolytisches System, wie es seit EHRLICHS und MORGENROTHS grundlegenden Arbeiten gewöhnlich in Laboratorien benutzt wird und bei der WASSERMANNschen Reaktion zur Sichtbarmachung der Blutserumveränderung dient, besteht somit aus drei Teilen: 1. den roten Blutkörperchen eines Hammels, 2. dem inaktiven Kaninchenserum (Hämolysin) und 3. etwas frischem Blutserum, das man Meerschweinchen entnimmt. Treffen diese drei Bestandteile in bestimmten wohl abgemessenen Mengenverhältnissen zusammen, so entsteht die Hämolyse, die Blutkörperchen werden ausgelaugt und die Flüssigkeit, in der sie schweben, erscheint durchscheinend blutrot. Bringt man zu diesem hämolytischen System nun das Blutserum eines syphiliskranken Menschen und einen bestimmten Organextrakt (aus Herz oder Leber) in wohlabgemessener Menge, so daß erst nur das frische Meerschweinchenserum einwirkt, dann erst die Blutkörperchen und das Kaninchenserum zugefügt werden, so tritt infolge einer Bindung wirksamer Stoffe aus dem Meerschweinchenserum die Hämolyse nicht ein, indem die Flüssigkeit ungefärbt bleibt und die Blutkörperchen zu Boden sinken; wohl aber geht die Hämolyse ohne Störung vor sich, wenn der gleiche Versuch mit Serum gesunder oder an anderen Krankheiten leidender Menschen gemacht wird. Das bedeutet also, daß durch diese natürlich sehr sorgsam und mit vielen Kontrollen anzustellende Laboratoriumsreaktion die Syphilis aus dem Blute erkennbar ist, was gewiß als ein Triumph menschlichen Wissens und Könnens gelten kann, wie ihn selbst kühne Optimisten in solcher Vollendung und Sicherheit kaum erhofft hatten.

Daraus erklärt sich auch der gewaltige Eindruck, den diese auf grundlegenden Vorarbeiten von BORDET und GENGOU beruhende Reaktion auf Ärzte und Laien machte, und die Tatsache, daß ihr gegenüber der doch einfachere und sichere Spirochätenbefund lange Zeit unterschätzt wurde. Aber ihre große Bedeutung hat sie trotzdem behalten und für den Arzt ist heutzutage eine Erkennung und Behandlung der Syphilis ohne sie nicht mehr denkbar. Freilich ist sie gerade für die Früherkennung nicht brauchbar, sondern hier gibt uns der Spirochätenbefund wochenlang allein die Möglichkeit der schnellen Diagnose, da die Wassermannsche Reaktion erst durchschnittlich 6 Wochen nach der Ansteckung und 3 Wochen nach Beginn des Schankers und der örtlichen

Ist die Syphilis früh und gut erkennbar?

Drüsenerkrankung aufzutreten pflegt. Im Spätstadium beherrscht sie dagegen völlig das Feld.

Selbstverständlich kann nur ein positiver Ausfall dieser Reaktion als entscheidend angesehen, ein negativer aber nur mit größter Vorsicht verwandt werden. Aber auch bei positivem Ergebnis wird der Arzt, wenn sonst alle Zeichen einer Syphilis fehlen, sich nie auf den einmaligen Ausfall einer so komplizierten Reaktion verlassen dürfen, sondern sie, um einen Irrtum oder Zufall auszuschließen, wiederholen und volle Klärung auch auf anderen Wegen anstreben. Kommt ja doch eine positive Reaktion ganz selten auch bei uns einmal vor, ohne daß Syphilis besteht, so bei Lepra, Framboesie und schweren Erkrankungen anderer Art.

Die unvollkommene Kenntnis von der Bedeutung der Wassermannschen Reaktion hat bei Laien, aber auch bei manchen Ärzten viel Schaden angerichtet, indem man aus negativem Ausfall, besonders nach einer Kur, auf Heilung und Erlöschen der Ansteckungsgefährlichkeit schließen wollte. Daß eine solche Anschauung grundfalsch und gefährlich ist, werden wir später noch genauer erfahren.

Neben der Wassermannschen Reaktion soll man zur Ergänzung und Kontrolle auch noch andere Reaktionen, z. B. nach MEINICKE und SACHS-GEORGI anstellen. Sie beruhen darauf, daß das Blutwasser Syphiliskranker eine Veränderung seiner Eiweiß- und Lipoidstoffe zeigt, die durch Zusatz von bestimmten Extrakten in abgemessener Menge in Form feiner Ausflockungen oder Trübungen sichtbar gemacht werden kann. Diese Flockungs- oder Trübungsreaktionen sind also einfacher und ohne das zur besseren Sichtbarmachung des Vorganges dienende hämolytische System anzustellen. Auch sie geben in erfahrenen Händen gute Resultate und werden jetzt zur Erreichung größerer Sicherheit fast durchweg neben Wassermanns Methode benutzt.

Aber nicht nur in die Beschaffenheit des Blutes, auch in Veränderungen des Nervenwassers, das Gehirn und Rückenmark umspült, haben wir tiefe Einblicke gewonnen und dadurch die Möglichkeit erlangt, die Syphilis noch weit besser zu erkennen und in ihrem Verlauf zu verfolgen. Dies Nervenwasser, Liquor cerebrospinalis, kann wie QUINCKE zuerst gezeigt hat, durch einen Einstich mit einer feinen Nadel, den Rückenstich oder die Lumbalpunktion, gewonnen und dann genau untersucht werden. Neuerdings wenden wir den Nackenstich, die Subokzipital- oder Zysternenpunktion an, die bei vorsichtiger Ausführung von geübter Hand ohne Bettruhe und Krankenhausaufnahme gemacht werden kann und kaum je Beschwerden hinterläßt.

Das normale Nervenwasser (Liquor) enthält nur ganz spärliche Zellen, gibt keine deutlichen Eiweißreaktionen, zeigt auch mit kolloidaler Gold- oder Mastixlösung keine bemerkenswerte Veränderung und ist natürlich frei von einer positiven Wassermannschen Reaktion. Bei Syphiliskranken aber zeigt es häufig mehr oder weniger deutliche und nicht selten sehr starke Veränderungen bei all diesen Reaktionen, die sogleich näher erläutert werden sollen und besonders für die sichere Feststellung der syphilitischen Früh- und Späterkrankungen am Nervensystem von größter Wichtigkeit, aber auch für ein Urteil über die gelungene Heilung besonders bei frühbehandelten Fällen wertvoll geworden sind.

Die Zellen werden mit einer besonderen Zählkammer in ähnlicher Weise ausgezählt wie die Blutkörperchen; ihre Vermehrung kommt natürlich auch bei anderen Erkrankungen vor. Ebenso ist das bei den Eiweißproben, von denen wir diejenige von NONNE-APELT (Überschichtung mit dem eiweißfällenden an der Berührungsfläche einen trüben Ring erzeugenden Ammoniumsulfat) und PANDY (Fallenlassen eines Tropfens des Nervenwassers in eine starke Karbolsäurelösung und Entstehung einer Trübung) anzuwenden pflegen. Die rötlich gefärbte kolloidale Goldlösung wird durch systematisch schwächeren Zusatz von Nervenwasser in einer Reihe von Gläschen in eigenartiger Weise in ihrem Schwebezustand der kleinsten Teilchen beeinflußt und dadurch charakteristisch verfärbt, wodurch verschiedene Grade der Einwirkung, die man kurvenmäßig darstellen kann, zum Ausdruck kommen; man hat sie als Syphiliszacke bezeichnet, wenn sie nur in wenigen Gläschen und nicht in den ersten auftritt, als Hirnsyphiliskurve, wenn sie mehr Gläschen betrifft, und als Paralysekurve, wenn sie vom ersten Glas ab noch weiter reicht, ohne damit sagen zu wollen, daß diese Typen eine solche Diagnose direkt erlauben. Ähnliche Kurven erhält man mit der Mastixreaktion, die wir neben der erstgenannten benutzen.

Die größte Wichtigkeit hat natürlich die Wassermannsche Reaktion, die mit dem an Eiweiß armen Nervenwasser verstärkt, d. h. bis zur fünffachen Menge der bei der Blutprobe gebräuchlichen, angestellt werden muß und schon von WASSERMANN selbst und dem Psychiater PLAUT für diesen Zweck frühzeitig empfohlen worden ist.

Andere Reaktionen, die ebenfalls angewandt werden können, aber nicht so gebräuchlich sind, sollen hier nicht genannt werden; indessen muß erwähnt werden, daß auch die Syphilisspirochäte selbst durch Ausschleudern des Nervenwassers (eventuell Filtrieren mit bakteriendichtem Filter) und Färbung nachgewiesen werden kann. Nach dem Vorgang amerikanischer Autoren hat mein Schüler G. ARMUZZI damit nicht allzu selten den Nachweis des Erregers im Nervenwasser direkt erbringen können, und zwar sowohl bei Paralyse wie in früheren Stadien.

Durch alle diese Untersuchungen kann der sachverständige und kritische Arzt einen tiefgründigen Einblick in den Zustand des Kranken gewinnen und trotz lange oder dauernd negativer Wassermannscher Reaktion im Blute den Fortbestand der Krankheit oft feststellen. Daraus folgt, daß ohne diese heute leicht zu machende

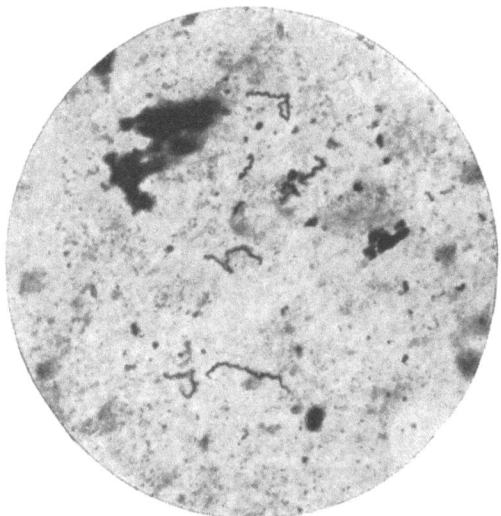

Abb. 7. Syphilisspirochäten im Nervenwasser (Liquor).

Untersuchung des Nervenwassers eine sichere Ausschließung der Diagnose Syphilis nicht mehr möglich ist, und daß erst recht eine Heilung ohne sie nicht mit Sicherheit angenommen werden darf. Diese eingehende Untersuchung hat eben nicht nur einen großen Wert für die Erkennung versteckter Nervensyphilis und Syphilis überhaupt, sondern ist uns auch für die Beurteilung der Heilung der Syphilis, wie wir noch hören werden, eine wichtige Stütze geworden.

Daß daneben die genaue klinische Untersuchung von größter Bedeutung ist und nie vernachlässigt werden darf, ist selbstverständlich. Geringe Veränderungen der Pupillen, Sehnenreflexe, Sprache, Intelligenz, aber auch an den Knochen und Blutgefäßen sind uns da oft von größtem Wert und die Röntgenuntersuchung ist für die Erkennung der im Spätstadium häufigen Aortenerweiterung Erwachsener oder Knochenveränderungen kranker Säuglinge und Kinder oft entscheidend.

Demgegenüber spielt das Tierexperiment, das heutzutage selten an Affen, meist an Kaninchen angestellt wird, für die praktische Erkennung der Syphilis bisher noch keine in Betracht kommende Rolle, wenn es auch in Form der von mir schon lange empfohlenen Überimpfung von Lymphdrüsensaft (oder Stückchen) zur Klärung sonst symptomloser Syphilis gelegentlich benutzt werden kann. Die neulich von südamerikanischen Ärzten aus Buenos Aires verbreitete Nachricht, daß das Lama sich für solche Versuche besonders eigne, hat sich uns, wie ich kürzlich berichtet habe, als ganz falsch und irreführend herausgestellt[1]).

So lehrt uns diese Übersicht über die Erkennungsmittel der Syphilis, daß wir außer der genauen körperlichen, eventuell durch Röntgendurchleuchtung zu ergänzenden Untersuchung, die für den Arzt ihren großen Wert stets behält, in der Spirochätenprüfung, der Blutprobe und der vielseitigen Untersuchung des Nervenwassers ausgezeichnete Mittel besitzen, um die Syphilis sicher zu erkennen. Für die Früherkennung, die für die Bekämpfung der Syphilis so ungemein wichtig ist, besitzen wir in dem Spirochätenbefund, wie er mit dem Dunkelfeldverfahren meist leicht und schnell erhoben werden kann, bei richtiger Methodik und kritischer Verwertung des Befundes ein sicheres selten versagendes Mittel zur sofortigen Erkennung dieser sonst weite Kreise ziehenden Ansteckungsquellen. Bei erst etwas später zur Untersuchung kommenden Kranken leistet uns die Wassermannsche Reaktion daneben treffliche Dienste, besonders auch zur Entdeckung verborgener Syphilis in der Umgebung oder Familie Kranker, während die Untersuchung des Nervenwassers seltener zur Feststellung der Erkrankung nötig ist, wohl aber für die Beurteilung des Verlaufs und der Heilung größte Bedeutung besitzt und die Früherkennung von Folgekrankheiten am Nervensystem ermöglicht.

Nach alledem ist die Syphilis eine gut und früherkennbare Krankheit geworden, ja in allen Fällen von erworbener Syphilis ist die sofortige Erkennung durch Nachweis des Erregers meist leicht und schnell erreichbar, während bei angeborener Erkrankung mitunter noch Schwierigkeiten bestehen, deren Überwindung für die uns hier interessierenden Fragen aber möglich ist. Unsere

---

[1]) Umschau 1927, Nr. 2.

erste Frage, ob die Syphilis früh und sicher erkennbar ist, kann also bejaht werden.

Wir kommen nun zu der **zweiten Frage**, ob die Syphilis heutzutage auch als **heilbare Krankheit** angesehen werden darf.

IV. Ist die Syphilis eine heilbare Krankheit?

Von den Schwierigkeiten, die die Feststellung einer wirklichen Heilung dieser chronischen über Jahrzehnte sich ausdehnenden Infektion bietet, sind die Ärzte seit langer Zeit überzeugt. Jahrelanges Freibleiben von irgendwie erkennbaren **Krankheitszeichen** gibt, wie wir wissen, keine Gewähr dafür, daß Heilung eingetreten ist; denn auch sehr spät noch können nach scheinbar voller Gesundheit sich wieder mehr oder weniger schwere, nicht selten tödliche Späterkrankungen einstellen. Auch die öfters wiederholten **Blutproben** gewähren in dieser Hinsicht keinen sicheren Anhalt, so erfreulich ihr negativer Ausfall nach kräftiger Behandlung für den Kranken auch erscheinen mag. Denn es gibt gar nicht so selten Fälle, in denen das Blut jahrelang trotz genauer mehrfacher Untersuchung frei befunden wird, die Krankheit aber trotzdem im verborgenen fortbesteht. Gerade in dieser Hinsicht ist mit der praktischen Verwertung der Wassermannschen Reaktion viel gesündigt worden und Kranke und selbst Ärzte beruhigten sich, wenn „das Blut rein befunden" wurde, mit der unberechtigten Zuversicht, daß nun auch die Krankheit selbst und ihre Übertragbarkeit erloschen sei. Vor solcher Überschätzung dieser trefflichen Probe muß aber nachdrücklich gewarnt werden.

Hier hilft uns die **Anwendung anderer** oben genannter **Methoden** weiter. So zeigt uns die **Röntgendurchleuchtung** zuweilen trotz negativer Blutproben deutliche Veränderungen am **Gefäßsystem** und zuweilen auch an den Knochen, indem wir so die Erweiterung der Hauptschlagader erkennen oder aber charakteristische Knochenveränderungen auffinden. Viel wichtiger aber ist die **Untersuchung des Nervenwassers** mit den zahlreichen beschriebenen Proben geworden, die uns auch bei negativem Blutbefund nicht selten deutliche Veränderungen zu erkennen gibt und einen tiefen Einblick in das Krankheitsgeschehen ermöglicht, den wir sonst nicht haben können. Freilich entsteht auch hier wieder die Frage, ob der Befund eines gesunden, mit allen Methoden frei befundenen Nervenwassers nun auch die Sicherheit gewährt, daß später Folgen nicht mehr eintreten können. Mag das auch nicht immer der Fall sein, so dürften auf Grund der schon jetzt vorliegenden Erfahrungen bei genügendem Abwarten, Fehlen aller sonstigen Zeichen und wiederholter Untersuchung Ausnahmen doch wohl recht selten sein, zumal wenn auch nach Provokation durch eine Salvarsangabe, also eine Reizdosis, eine Veränderung im Blut und Nervenwasser ausgeblieben ist.

Für die Bekämpfung der Syphilis als Volkskrankheit spielen solche Ausnahmen zudem keine wesentlich in Betracht kommende Rolle. Hierfür genügt es, wenn die früh erkannte Syphilis durch ausreichend starke Behandlung von den ansteckungsgefährlichen Erscheinungen, wie sie in den ersten Jahren an Haut- und Schleimhäuten auftreten, frei gehalten wird. Und das gelingt nun, wie wir jetzt sehen werden, mit unserer modernen spezifischen Behandlung fast regelmäßig schnell und sicher. Besaßen wir schon im Quecksilber und Jod ausgezeichnete Heilmittel, die in fast allen Stadien der Syphilis — außer bei Paralyse und Tabes — meist eine treffliche Wirkung zeigten, so blieben doch auch bei starken systematischen Kuren, die als chronisch intermittierende Behandlung nach den großen Syphilisforschern A. FOURNIER und A. NEISSER etwa über 3 Jahre durchgeführt wurden, Rückfälle ansteckender, an übertragbaren Spirochäten reicher äußerer Erscheinungen die Regel, und für die Frühheilung waren diese Mittel so wenig geeignet, daß ein Dauererfolg kaum vorkam — mir gelang er vielleicht nur zweimal[1] —, und erfahrene Ärzte immer wieder rieten, erst nach Ausbruch der sekundären Syphilis die Kur einzuleiten, um „das Pulver nicht zu früh zu verschießen". Zudem war das Quecksilber wegen seiner Nebenwirkungen bei vielen Laien gefürchtet, und die so gut wirksamen Schmierkuren waren unsauber und unbequem, Einspritzungen aber meist recht schmerzhaft. Deshalb ist es verständlich, daß die im Jahre 1910 bekanntgegebene Entdeckung des Salvarsans durch PAUL EHRLICH in der ganzen Welt so ungeheures Aufsehen erregte und ganz neue Aussichten eröffnete; zeigte das neue Mittel doch seine glänzenden Heilerfolge nicht nur bei schweren veralteten Erscheinungen, in denen die alten Mittel zum Teil versagten, sondern auch in der Frühperiode, indem es gerade die ansteckungsgefährlichen Erscheinungen, wie den primären Schanker, die sekundären Feuchtwarzen und offenen Stellen im Munde usw. schnell verschloß und die Erreger in den die Übertragung vermittelnden Absonderungen sehr bald beseitigte.

Freilich hat auch EHRLICH Vorläufer gehabt, und es ist ein Gebot der Gerechtigkeit, anzuerkennen, daß PAUL UHLENHUTH auf

---

[1] Durch Anwendung der stärksten Quecksilberkur, der Calomeleinspritzungen.

diesem Forschungsgebiete ein bedeutsamer Pionier gewesen ist. Stellte er doch zuerst fest, daß ein Arsenpräparat, das Atoxyl, seine bei Trypanosomen bekannte sterilisierende Wirkung auf gewisse Spirochäten, nämlich Hühnerspirochäten, die Erreger einer oft tödlichen Hühnerseuche sind, entfaltet und daß es auch schützend wirkt, indem es, frühzeitig eingespritzt, die Krankheit verhütet. UHLENHUTH und E. HOFFMANN vermochten dann auf des ersteren Anregung experimentell den wichtigen Nachweis zu erbringen, daß auch bei Syphilis der Affen und Kaninchen neben einer heilenden eine schützende Wirkung sich feststellen läßt. Auch beim Menschen konnten sie eine etwa gleichzeitig auch von SALMON gefundene Heilwirkung nachweisen, aber das Mittel mußte dann in Gaben angewandt werden, die das Augenlicht in Gefahr brachten, wodurch die Einführung solcher Kuren unmöglich wurde. EHRLICHS Genius ist es dann gelungen, diese Schwierigkeiten zu überwinden. Er stellte sich die kühne Frage, ob es durch Umgestaltung des von ihm in seinem chemischen Aufbau richtig erkannten Atoxyls und Einfügung bestimmter Gruppen nicht gelingen müsse, die Giftwirkung auf den Körper zu beseitigen, die abtötende Wirkung auf die Keime aber zu erhöhen, und so ist er der Begründer einer solchen zielstrebigen Chemotherapie geworden. In mehrjähriger Arbeit glückte es ihm so, durch unermüdliche chemische Wandlung dieser organischen Arsenverbindungen und Erprobung ihrer Wirkung auf die Syphilisspirochäte im Kaninchenkörper schließlich in gewissen Arsenobenzolen das wunderbare neue Mittel zu finden, das bei seiner kraftvollen Wirkung zwar auch mancherlei Störungen machte, aber sich doch sieghaft durchsetzte und in geringer von EHRLICH selbst eingeführter Modifikation auch heute noch das beste Heilmittel der Syphilis genannt werden kann. Seine Hauptvorzüge sind seine glänzende Heilkraft in allen Stadien der Krankheit, seine sterilisierende Einwirkung auf die Syphilisspirochäte und damit die schnell eintretende Einschränkung oder Unterdrückung der Ansteckungsgefährlichkeit, die bessere Verhütung ansteckender Rückfälle und die Schmerzlosigkeit seiner Anwendung bei Einspritzungen in die Ader. Freilich zeigte sich auch hier, daß die Erwartungen, die EHRLICH anfangs hegte und die ihn eine volle Heilwirkung in Gestalt der „Sterilisatio magna", d. h. der vollen Keimabtötung mit einer großen Gabe des Heilmittels erhoffen ließen, sich nicht erfüllten, außer wenn mehrere große Dosen bei ganz frischer Infektion gegeben wurden. Deshalb führte E. HOFFMANN die systematische kombinierte Behandlung mit Salvarsan und Quecksilber zugleich ein, um auf diese Weise neben der vortrefflichen frühheilenden auch möglichst eine Dauerwirkung selbst in nicht mehr ganz frischen Fällen zu erzielen. Diese Art der Behandlung ist an der Bonner Klinik und an vielen anderen Stellen seitdem ausgebaut, und je mehr sich die Schwierigkeit der endgültigen Heilung im Laufe der Jahre herausstellte, systematisch verstärkt worden. Als dann vor einigen Jahren LEVADITI am Institut Pasteur in Paris die Heilwirkung des Wismuts erst im Tierexperiment und dann beim Menschen nachwies und es an die Stelle des Salvarsans setzen wollte, wurde bei uns nach dem Vorgang H. MÜLLERS u. a. der Wert dieses Heilmittels zwar bestätigt, aber es doch nur für geeignet befunden, neben dem Salvarsan das Quecksilber zu ersetzen.

Für diesen Zweck ist es nach unserer nun schon lang bewährten Erfahrung in der Tat ausgezeichnet brauchbar, zumal da es schmerzlos in die Gesäßmuskeln eingespritzt werden kann und schon dadurch dem Quecksilber überlegen ist.

So ist die kombinierte Salvarsan-Wismutkur die Methode der Wahl geworden. Hierbei kann die Behandlung für den Kranken bequem und einfach gestaltet werden, wenn nach dem in der Bonner Klinik seit Jahren auch für die ambulante Behandlung bewährten Verfahren an zwei Wochentagen, z. B. Montags und Donnerstags, je eine Einspritzung von Wismut in die Muskeln und von Salvarsan in die Ader zugleich gegeben wird. Eine ausreichende Kur ist dann mit 10—12 regelmäßigen Besuchen in 5—6 Wochen beendet.

Diese Kur entfaltet aber nur dann ihre volle Wirkung, wenn in so kurzen Pausen auch genügend starke Einzelgaben der Heilmittel angewandt werden und im Sinne EHRLICHS auf genügende Stärke der Salvarsandosen, wie sie zur Sterilisierung auch im Tierexperiment erforderlich ist, Wert gelegt wird. Nur dann wird die Frühheilungschance des Salvarsans, wie ich zu sagen pflege, voll ausgenutzt. Einzelgaben von 0,6 g für Männer und 0,45—0,52 g bei Frauen haben sich an meiner Klinik als gut verträglich und trefflich wirksam bewährt, und nur die erste Gabe wird gebotener Vorsicht halber niedriger gewählt (0,45 g bei Männern, 0,3 g bei Frauen). Besonders die erste Kur muß möglichst stark und regelmäßig bis zu einer Gesamtmenge von etwa 6 g Neo- oder Natriumsalvarsan durchgeführt werden, soweit es der Kranke irgend verträgt. Denn was in der Frühperiode, wo die Frühheilungschance am größten ist, versäumt wurde, läßt sich später nicht mehr oder doch weit schwerer nachholen. Früherkennung der Syphilis gewährt also auch am leichtesten und sichersten die Möglichkeit der Frühheilung, und zwar nach unserer vielfältigen Erfahrung in den ersten 5—6 Wochen nach der Ansteckung schon mit einer solchen maximalen kombinierten Kur. Die sogenannte **Abortivheilung der frischen primären Syphilis**, die noch keine Blutveränderung nach Wassermann aufweist, wird von der großen Mehrzahl aller erfahrenen Kliniker anerkannt und bedeutet, da sie mit schnellster und endgültiger Beseitigung der Krankheitskeime einhergeht, auch im Sinne der ROBERT KOCHschen Grundsätze der Seuchenbekämpfung einen gewaltigen Fortschritt. Vorsichtige Ärzte und Kranke, die auf jeden Fall einen Mißerfolg verhüten wollen, können „zu aller Sicherheit" bei guter Verträglichkeit noch eine zweite Kur, dann aber nach dem gleich zu besprechenden Grundsatz schon nach kurzer Pause (5 Wochen) anschließen.

Sind über die Frühheilbarkeit der Syphilis in dieser allerersten blutreinen Periode die Meinungen im ganzen recht übereinstimmend, wird also mit anderen Worten hierbei die Möglichkeit einer fast sicheren Sterilisierung durch Salvarsan (und Wismut) anerkannt, so ist das in etwas späteren Stadien, dem **seropositiven primären** und erst recht dem **sekundären**, in denen das Blut bereits verändert ist, nicht so der Fall. Auf Grund von Erfahrungen am Menschen, besonders aber auch am Kaninchen, nehmen hervorragende Forscher an, daß dann eine Frühheilung plötzlich sehr schwer, ja nur noch sehr ungewiß zu erzielen sei. Es soll also eine ganz scharfe Grenze, sozusagen ein biologischer Strich, zwischen seronegativer (also blutreiner) und seropositiver (also blutkranker) Syphilis bestehen, eine Ansicht, die auch der verstorbene v. WASSERMANN lebhaft vertrat. Diese Auffassung erscheint mir gekünstelt und ist auf Grund meiner Erfahrungen und Befunde nicht mehr haltbar.

Früher glaubte man, daß die Syphilisspirochäten sich erst ziemlich spät im Körper des Menschen und des Tieres verbreiteten und anfangs nur am Orte der Impfung wüchsen. So erschien es als etwas ganz Neues, als ich 1906 zuerst das Blut eines Kranken schon 6 Wochen nach der Ansteckung, als sein Blut noch rein war, auf Affen übertragen konnte. Heute aber wissen wir, daß schon wenige Stunden und Minuten nach der Impfung die Erreger nicht nur in den benachbarten Lymphdrüsen (KOLLE), sondern auch nach gut $1^1/_2$ Tagen bereits mit dem Blut in die inneren Organe, z. B. in die Milz, verschleppt sein können (ZURHELLE). Daraus geht hervor, daß die allgemeine Durchseuchung des tierischen (und wohl auch des menschlichen) Körpers schon ganz früh eintritt, und da wir ferner annehmen dürfen, daß

30   Ist die Syphilis eine heilbare Krankheit?

die Blutveränderung auf einer Umwandlung von Eiweiß- und Lipoidstoffen beruht, die allmählich durch die Wechselwirkung zwischen Erreger und Körperzellen eintritt, so ist die Annahme einer damit bedingten scharfen Grenze zwischen früh sterilisierbarer und nachher nicht mehr heilbarer Syphilis an sich unwahrscheinlich, vielmehr die Auffassung gerechtfertigt, daß es mit dem Alter der Infektion allmählich immer schwerer wird, die seßhafter gewordenen und fester verankerten Keime ebenso leicht sämtlich zu vernichten. Diese Vorstellung wird auch gestützt durch die bereits den älteren Ärzten bekannte Erfahrung, daß auch durch kräftige Quecksilberkuren schon ein nicht unbeträcht-

Liquorveränderungen bei
frischerer Syphilis   über 2 Jahre alter Syphilis

Unbehandelt		Behandelt mit					Unbehand.	Behandelt mit				
frisch innerh.d. erst 4Mo- nate	älter über 4 Monate	guten Kuren			schlecht.Kuren			guten Kuren			schlecht.Kuren	
		3	2	1	3	2	1		3	2	1	3	2	1
16 %	47,8 %	0 %	7,3 %	28 %	53,3 %	50 %	48,4 %	35,3 %	0 %	14,3 %	50 %	56,6 %	78,5 %	38,1 %

Abb. 8. Übersicht über die Veränderung des Nervenwassers (Liquor) bei unbehandelter und mehr oder weniger stark behandelter Syphilis nach der Statistik aus der Arbeit von ZURHELLE und KRECHEL.

licher Prozentsatz der Kranken Heilung fand. Deshalb hat mich der Gedanke nicht mehr losgelassen, daß durch eine dem Alter der syphilitischen Erkrankung angepaßte verstärkte Behandlung mit Salvarsan und Wismut es gelingen müsse, auch noch ältere Fälle von primärer und sekundärer Syphilis zu heilen. Schon seit vielen Jahren habe ich daher den Versuch durchgeführt, **mit zwei oder drei möglichst starken mit kurzer Pause einander folgenden Kuren die volle Ausheilung auch dann noch zu erzwingen.**

Um den Erfolg dieses **maximalen Frühkurensystems** zu kontrollieren, habe ich durch meine Schüler Professor ZURHELLE und Dr. KRECHEL eine Statistik aufstellen lassen, die 880 klinisch und mit allen genannten Methoden, auch im Blut und Nervenwasser, untersuchte Kranke umfaßt, von denen ein Teil gar nicht, ein anderer mit ein bis drei starken, wieder ein anderer mit ein bis drei schwachen Kuren behandelt worden war. Die hiernach zusammengestellte Tabelle zeigt nun den Wert der starken in kurzem Abstand folgenden Kuren in sehr deutlicher Weise, und zwar nicht nur bei sekundärer, sondern auch noch bei älterer Syphilis. Mögen die Zahlen und die Zeit, die seit dem Abschluß der Kuren vergangen ist, gewiß noch zu klein sein, so lassen sie doch den günstigen Einfluß des Bonner Kursystems ohne weiteres klar erkennen; ja sie ergeben, daß schon nach zwei starken schnell aufeinander folgenden Kuren (höchstens 5—6 Wochen Pause) die Zahl der Fehlschläge sehr klein wird und nach drei derartigen Kuren überhaupt noch kein Mißerfolg gefunden werden konnte. Das ist auch jetzt, wo die Gesamtzahl der Untersuchungen über 1000 erreicht hat, noch ebenso geblieben. Gewiß wird es ein glücklicher Zufall sein, daß noch kein Fehlschlag sich in unseren noch viel zu kleinen Zahlenreihen der längere Zeit nachbeobachteten Kranken hat finden lassen, aber der Wert unseres Kurensystems kann doch nicht mehr bezweifelt werden, zumal da bei den schwach und verzettelt behandelten Kranken die Zahl der Mißerfolge auffallend hoch und größer ist als bei gar nicht behandelten Syphilitikern. Die genügend stark behandelten Kranken aus meiner Privatpraxis, deren Kuren z. T. 10 bis 16 Jahre zurückliegen, sind alle, soweit sie bisher nachuntersucht wurden, vollkommen frei befunden worden, selbst wenn das Kurmaß hinter unseren heutigen Anforderungen etwas zurückblieb.

So ist die große Mühe, die wir auf die Nachbeobachtung unserer Kranken verwandt haben, nicht vergeblich gewesen; denn unsere Zahlen beweisen, soweit eine Statistik schon jetzt einen Schluß zuläßt, daß das starke Bonner Kurensystem weitgehend vor schon jetzt erkennbaren Spätfolgen schützt, eine schwache oder aber auch verzettelte Behandlung, selbst wenn viel Salvarsan in unregelmäßiger Folge gegeben wurde, Veränderungen im Nervenwasser nicht verhütet, sondern häufiger als bei Unbehandelten eintreten läßt. Damit ist noch nicht gesagt, daß bei einem Teil der stark behandelten Patienten nicht doch noch Späterkrankungen einmal möglich sein können; sie werden aber, wie ich bestimmt hoffe, nur ausnahmsweise eintreten. Auch ist andererseits der Schluß nicht erlaubt, daß die schwach und verzettelt behandelten Patienten eine Späterkrankung des Nerven- (oder Gefäß-)Systems bekommen; ja nach unseren Erfahrungen dürfen wir annehmen, daß dies nur in einem mehr oder weniger kleinen Teil der Fälle geschieht; denn seit 1910 sind soviele Kranke ungenügend und verzettelt behandelt worden, daß eine Häufung von Paralyse, Tabes, Hirnsyphilis, Aortenerweiterung usw. heute schon sehr deutlich bemerkbar sein müßte, wenn Veränderungen des Nervenwassers in der sekundären und frühen tertiären Periode, die ja auch als reaktive Abwehrprozesse Bedeutung haben können, oft eine solche Erkrankung zur Folge haben würden.

Dazu kommt, daß wir nun in der Malariafieberbehandlung mit folgender starker Salvarsan-Wismutkur ein neues Mittel besitzen, um den Spätfolgen am Nervensystem allem Anschein nach noch wirksamer vorzubeugen.

Wie der Wiener Psychiater WAGNER VON JAUREGG, der seit Jahrzehnten die früher als ganz unheilbar angesehene Paralyse unermüdlich zu bessern oder zum Stillstand zu bringen versucht, gezeigt hat, gelingt es mit für den Kranken und seine Umgebung ungefährlichen, aber hohe Fieberanfälle erzeugenden Malariakeimen, den Tertianaparasiten, die Paralyse so günstig zu beeinflussen, daß eine unmittelbar nach dem Fieber angefügte starke Kur mit Salvarsan sehr gute Besserungen, die zum Teil lange anhalten, erzielen kann. Schon vorher hatte SIOLI mit großen Gaben von Silbersalvarsan allein auch auffallend günstige Erfolge erzielt. Wenn auf diese Weise aber selbst bei der so schwer zu beeinflussenden Paralyse, also der schlimmsten späten Folgekrankheit der Syphilis, noch eine Besserung möglich ist, wieviel leichter muß sie dann gelingen, wenn eine so kräftige Behandlung bereits im frühen Stadium angewandt wird, also dann, wenn der Kranke nur Veränderungen seines Nervenwassers aufweist, von sonstigen Zeichen einer Späterkrankung aber noch frei ist. Diesen Gedanken hat der verstorbene Prof. KYRLE in Wien und später Prof. BERING in Essen in die Tat umgesetzt und ersterer ist sogar soweit gegangen, daß er alle Syphilitischen im sekundären Stadium mit Malaria und Salvarsan zu behandeln rät, gleichgültig ob sie Veränderungen im Nervenwasser haben oder nicht. Er und seine Mitarbeiter behaupten, daß auf diese Weise die sekundäre Syphilis mit einer Kur endgültig ausgeheilt werden kann.

Nach meiner schon vor Jahren ausgesprochenen Überzeugung ist das zu weit gegangen; denn die Mehrzahl der Ärzte wird sich nicht entschließen können, die fieber- und meist auch beschwerdelos verlaufende Syphilis mit der hochfieberhaften, den Körper stark angreifenden und doch nicht ganz harmlosen Malaria ohne zwingenden Grund zu behandeln. Außerdem aber leistet ja, wie wir sahen, die maximale Mehrkurenbehandlung mit Salvarsan und Wismut ohne Berufsstörung auch bei älterer sekundärer Syphilis so Gutes, daß hierbei eine solche nur im Krankenhaus durchführbare sehr angreifende Fieberkur durchaus nicht nötig ist. Deshalb habe ich mich mit noch mehr Zurückhaltung wie BERING auf den Standpunkt gestellt, daß für eine solche Fieberkur ganz besondere Gründe vorliegen müssen, indem das Nervenwasser starke erfahrungsgemäß bei der üblichen chemotherapeutischen Behandlung nicht leicht rückgängige Veränderungen mit oder ohne hartnäckige Blutreaktionen zeigt. In solchen Fällen hat sich auch mir die Malariabehandlung als gut durchführbar und, soweit sich das nach so kurzer Zeit schon sagen läßt, auch als günstig wirkend bewährt; freilich lege ich auf die ihr unmittelbar folgende Salvarsan-Wismutkur und deren maximale Stärke den allergrößten Wert, da ich glaube, daß durch die 7—10 Wechselfieberanfälle, die den Körper durchrütteln, und die ihnen jedesmal folgenden starken Schweiße alle Abwehrkräfte des Organismus in so hohem Grade geweckt werden, daß nun die Arzneimittel, die ihrer ja zur Wirkung bedürfen, weit günstiger angreifen und die Erreger auch an solchen Orten wirksam treffen können, die sie sonst schwer erreichen. In dieser biologischen Steigerung der Salvarsanwirkung liegt nach meiner Ansicht der Hauptwert der alle natürlichen Heilkräfte ungemein steigernden Malariabehandlung, über deren endgültige Erfolge gegenwärtig noch nicht abschließend geurteilt werden kann, die aber schon jetzt als eine wichtige Errungenschaft zur besseren Beeinflussung und Verhütung von Spätfolgen bezeichnet werden darf. In Fällen, in denen die Chemotherapie allein versagt hat oder nicht ausreicht, ist die Malaria-Salvarsanbehandlung schon jetzt die Methode der Wahl; auch ihre wiederholte Anwendung ist möglich und kann auch nach meiner Erfahrung in besonders hartnäckigen Fällen ohne Schaden zur Steigerung des Heilerfolges angewandt werden. Statt einer starken Salvarsan-Wismutkur kann man auch mehrere (zwei bis drei) dem Fieber mit kurzen Pausen folgen lassen und unser Bonner maximales Mehrkurensystem ihr anschließen.

Wenn man bedenkt, daß noch vor wenigen Jahren Paralyse und Tabes als ganz unheilbar galten, ja daß sehr erfahrene Psychiater vor allen Kurversuchen eindringlichst warnten, weil sie nur verschlechternd wirkten, so muß man sich doch des großen Fortschrittes freuen, der nun auch auf diesem Gebiete eingeleitet ist. Als ich vor 14 Jahren im Anschluß an die Entdeckung der Syphilisspirochäten im Gehirn von Paralytikern durch Prof. NOGUCHI vom Rockefeller Institut in New-York sagte, daß man nun wohl hoffen dürfe, auch bei diesen trostlosen Leiden eine Behandlungsmöglichkeit zu finden, wurde dies noch fast allgemein bezweifelt und von Prof. THOMSEN, dem verstorbenen Leiter der Hertzschen

Anstalt in Bonn, geradezu verurteilt; heute aber geben doch schon sehr kritisch veranlagte Ärzte zu, daß der Bann gebrochen ist, und gewisse Erfolge, die bei einem so vorgeschrittenen und veralteten Krankheitsprozeß, wie der Paralyse, zunächst nur begrenzte sein können, bereits erreicht worden sind. Möge die ungeheure Arbeit, die auf diesem Gebiete geleistet worden ist, auch weiter gute Früchte tragen!

Schließlich ist über die Gefahren der Salvarsanmittel auch noch ein Wort zu sagen. Ein Heilmittel, das dazu bestimmt ist, die Syphiliserreger unter Mitwirkung der Abwehrkräfte des Organismus zu vernichten und zu diesem Zweck in hohen Gaben angewandt werden muß, kann bei unvorsichtiger Anwendung in zu hohen Dosen und ungenügender Überwachung auch störende und zuweilen schwere Nebenwirkungen entfalten, zumal wenn die Kranken nicht kurgemäß leben. Zu Beginn der Salvarsanzeit, im Kriege und in der Nachkriegszeit, als die Volksernährung bei uns so sehr daniederlag, traten auch Nebenwirkungen öfters auf, die in seltenen Fällen schwer verliefen und selbst tödlich endeten. Sie haben — und das war natürlich die notwendige Folge — dazu Anlaß gegeben, die Prüfung der Salvarsanmittel immer schärfer zu gestalten, so daß nur noch solche Fabrikationsnummern an die Apotheken abgegeben werden, die nicht nur in verschiedenen Tierversuchen eingehendst erprobt und auch bei einer Anzahl von Menschen, und zwar in dauernder Beobachtung befindlicher Klinikpatienten, von Nebenerscheinungen frei befunden sind. So ist es gelungen, bei uns die sogenannten Salvarsanschäden weitgehend auszuschalten und die Kuren gefahrlos zu machen. Auch heute weiß man, daß Nebenwirkungen, wie Gelbsucht, Nervenlähmungen usw., hauptsächlich der Syphilis und unrichtig geleiteten Kuren zuzuschreiben sind; auch die Hautausschläge, welche, wie nach sehr vielen anderen Arzneimitteln, auch nach Salvarsan vorkommen können, sind selten geworden und durch ein Schwefelmittel (Natriumthiosulfat) gewöhnlich gut zu beherrschen. Je mehr die Ärzte dies wunderbar starke Heilmittel kennengelernt haben, je erfahrener und wachsamer sie bei seiner Anwendung geworden sind, um so seltener sind störende Nebenwirkungen und schwere Folgen auch bei uns geworden.

Im Ausland hat man nicht so viel von den Schäden, sondern viel mehr von den großen Erfolgen des Salvarsans gesprochen, und auch bei uns sind die Salvarsangegner still geworden. Bei einer Umfrage bei hervorragenden ausländischen Ärzten hat Prof. JADASSOHN, wie er kürzlich berichtete, von solchen Schäden gar nicht viel vernommen, wohl aber erfahren, daß die Entdeckung des Salvarsans als ein Markstein in der Bekämpfung der Syphilis gilt und EHRLICHS Verdienst um die Menschheit sehr warm anerkannt wird. Freilich bleibt das Salvarsan ein stark eingreifendes Heilmittel; seine sachkundige Anwendung erfordert viel Erfahrung, und starke Kuren mit Salvarsan und Wismut bedürfen genauester Überwachung. Nur auf diesem Gebiet besonders erfahrene und in der Behandlung geübte Ärzte werden dies Mittel heutzutage ohne in Betracht kommende Gefährdung anwenden können und eine übermäßige Empfindlichkeit, die einmal bei einem Kranken bestehen sollte, rechtzeitig zu erkennen und zu mildern vermögen. Größte Vorsicht seitens des Arztes und kurgemäßes Verhalten seitens des Kranken sind aber dringende Gebote, um Unannehmlichkeiten und Schäden zu verhüten.

Die Möglichkeit solcher Salvarsanschäden, wie sie früher zeitweise häufiger vorgekommen, jetzt aber durch noch schärfere Prüfung des Heilmittels vor der Abgabe an die Apotheken abgestellt worden sind, hat viele Ärzte und Fachärzte in Deutschland veranlaßt, das von EHRLICH selbst in großen Gaben empfohlene Heilmittel in schwächeren Einzeldosen anzuwenden, als sie vorher genannt und nach unserer Erfahrung erforderlich sind. Unter diesen Ärzten befinden sich hervorragende Forscher und Kliniker, denen wir auf dem Gebiet der Überempfindlichkeit gegenüber Arzneimitteln wichtige neue Erkenntnisse verdanken, und bei denen es verständlich ist, wenn sie gerade bei einem so stark wirkenden Mittel besondere Vorsicht empfehlen. Nun liegt aber gerade beim Salvarsan die Sache so, daß kleine und mit zu großen Pausen verabfolgte Mengen auch schaden können; denn gewisse an sich nicht gefährliche aber doch recht unangenehme vorübergehende Nervenlähmungen, z. B. von Gesichts- und Augennerven, beruhen auf zu geringen und darum reizenden Einzelgaben des Heilmittels und können durch größere Dosen beseitigt werden. Sie sind also durch zu kleine Salvarsanmengen geweckte oder gereizte syphilitische Erkrankungen, wie auch die sogenannte Salvarsangelbsucht, die besonders in Berlin viel von sich reden machte, meist auf einer in ähnlicher Weise verschlimmerten syphilitischen Lebererkrankung beruht. Schon aus solchen Gründen ist also beim Salvarsan eine gewisse nicht zu niedrig bemessene Größe der Einzelgaben erforderlich. Im Ausland, wo man das EHRLICHsche Heilmittel nie so widerwärtig bekämpft, aber auch nicht so ängstlich angewandt hat, wie es in Deutschland vielfach geschehen ist, gibt man gegen Schluß der Kuren noch weit höhere Einzelgaben (0,75 bis 0,9 g), als sie auch nach unserer neuen großen oben genannten Statistik als erforderlich und fast immer als ausreichend erscheinen. Auch hier zeigt sich wieder, daß das Genie EHRLICHS mit zukunftsicherem Blick das richtige Maß getroffen hat, und daß, wie so oft, der Prophet im eigenen Vaterlande am wenigsten verstanden und geschätzt worden ist. Sowohl bei der Frühheilung als auch bei der Behandlung der Paralyse werden, wie heute schon als sicher gelten kann, die besten und andauerndsten Erfolge durch eine gewisse Höhe der Einzeldosen und kurze Intervalle zwischen ihnen erzielt, und neben einer genügend großen Gesamtdosis sind, wie mich langjährige Erfahrung lehrt, diese Gesichtspunkte von entscheidender Bedeutung. Ihrer Berücksichtigung haben wir es zu verdanken, daß wir so gute Dauererfolge haben, daß wir die Malariafieberbehandlung in der Frühperiode gewöhnlich nicht brauchen, und daß wir salvarsanfeste bzw. resistente Fälle viel seltener erleben und besser beherrschen, als das bei niedriger Dosierung des Heilmittels anderswo der Fall ist. Nebenwirkungen sehen wir deshalb nicht mehr als andere, sondern eher weniger; und daß wir so hoch wirksame Kuren mit aller sonst gebotenen Vorsicht durchführen und durchzuführen raten, ist schon oben gesagt worden. Jahrelange Erfahrungen aber zeigen uns, daß von fast allen Menschen diese Normaldosen EHRLICHS gut vertragen werden, ja selbst höhere Gaben sind für die Mehrzahl der Kranken nach dem Urteil des Auslandes und eigenen vorsichtigen Versuchen noch unschädlich. Deshalb ist es auch nicht nötig, von EHRLICH bereits erprobte, aber wieder verlassene salvarsanähnliche Mittel, wie sie in Form des dem deutschen Spirozid entsprechenden Stovarsols von LEVADITI u. a. in Frankreich und OPPENHEIM in Wien u. a. empfohlen worden sind, innerlich zu geben. Ja vor solcher Anwendung, so bequem und einfach sie auch erscheinen mag, muß dringend gewarnt werden. Denn wenn schon mit Einspritzungen des stärker wirkenden Salvarsans direkt ins Blut die volle Ausheilung nur bei genügend hoher Dosierung und unter bestimmten Bedingungen erzielt werden kann, so ist bei innerer Darreichung und je nach dem Zustand von Magen und Darm wechselnder Aufnahme der Erfolg weit unsicherer, und es wird nur kostbare Zeit verloren und durch Verschwinden der Erscheinungen Besserung oder Heilung vorgetäuscht. Erst recht ist die Anwendung dieser Mittel zum Schutz gegen Ansteckung oder zur Verhütung des Ausbruchs einer Infektion zu widerraten; denn ihre vorbeugende Wirkung ist im Einzelfall durchaus nicht sicher, die Früherkennung der Syphilis wird durch sie hinausgezögert und dadurch, wie Erfahrungen kritischer Beobachter bereits ergeben haben, erheblicher Schaden angerichtet.

Ein Wort soll auch noch über die Serumbehandlung der Syphi-

Ist die Syphilis eine heilbare Krankheit? 37

lis, die schon von A. NEISSER u. a. versucht worden ist, angefügt werden. Sie ist gänzlich unwirksam gegenüber der so heilkräftigen Chemotherapie durch Salvarsan und Wismut. Gewisse französische Agenten versuchen seit vielen Jahren immer wieder, das Quéryserum deutschen Ärzten, besonders Badeärzten, anzupreisen; dieses wird von französischen Dermatologen auf das entschiedenste abgelehnt und ist in keiner Weise wissenschaftlich erprobt. Vor seiner Anwendung kann daher nur auf das allerdringendste gewarnt werden. Ebenso ist das Lamaserum von JÁUREGUI und LANCELOTTI ohne jede Wirkung; das vernichtende Urteil meines Schülers Prof. MULZER in Hamburg über diese Art der Serumtherapie ist auch nach unsern Tierversuchen durchaus berechtigt. Eine gesetzliche Verordnung, wonach nur staatlich streng geprüfte Sera zur Behandlung kranker Menschen verwandt werden dürfen, würde diesem gefährlichen Unfug sofort wirksam begegnen und schwere Zufälle, wie sie jüngst auch mit ohne solche Kontrolle hergestelltem Masernschutzserum vorgekommen sind, sicherer verhüten.

Wie schon vorher gesagt wurde, interessiert uns bei allen diesen Betrachtungen weniger das Problem der endgültigen Ausheilung der Syphilis und der sicheren Verhütung aller Spätfolgen als die Frage, ob durch die hier begründete kräftige Frühbehandlung die offenen Rückfallserscheinungen der Syphilis schnell verschwinden und dauernd vermieden werden. Diese Frage kann nach unseren langjährigen Erfahrungen unzweifelhaft bejaht werden, und abgesehen von ganz verschwindenden Ausnahmen kommen ansteckungsfähige Rückfälle uns kaum noch zu Gesicht. Gerade darin sehe ich einen der größten Vorteile der Salvarsan- oder besser noch der kombinierten Salvarsan-Wismutbehandlung. Wohl sind, wie ich bereits erwähnte, in letzter Zeit eine Anzahl resistenter, d. h. gegen Salvarsan widerstandsfähiger Fälle beschrieben worden, bei denen auch Kranke mit frischer Syphilis auffallend wenig auf Salvarsan reagierten und die Syphilisspirochäten von der Oberfläche nicht oder nur langsam verschwinden wollten. Gewöhnlich handelt es sich in diesen Fällen um zu schwach behandelte Kranke, die zum Teil auch die Heilmittel weniger gut vertragen. Ungemein selten zeigen auch stark behandelte Kranke einmal eine mehr oder weniger hochgradige Widerstandsfähigkeit ihrer Spirochäten und ihrer Rückfallserscheinungen gegen die sonst bewährten Heilmittel; immer aber ist es uns noch gelungen, durch Umgestaltung der Kur, Erhöhung der Einzelgaben und auch durch Einleitung einer sogenannten ZITTMANNschen Schwitzkur neben unserer starken kombinierten Kur diese Salvarsanresistenz zu überwinden und die Kranken von allen ansteckenden Erscheinungen zu befreien. Auch von Prof. JADASSOHN, in dessen Klinik M. JESSNER solche Fälle besonders eingehend beobachtet und beschrieben hat, werden sie für ungemein selten erklärt, und eigene Untersuchungen aus meiner Klinik ergeben, daß selbst bei hochgradiger Resistenz es sich doch nur um eine relative, nicht eine absolute Widerstandsfähigkeit der Syphiliserreger handelt, die irgendwie durch Wechsel und Steigerung der Behandlungsmittel überwunden werden kann.

Deshalb können also auch diese äußerst seltenen Ausnahmen unsere Antwort, daß die Ansteckungsgefährlichkeit durch die starke Salvarsan-Wismutbehandlung sehr schnell herabgesetzt und schließlich aufgehoben wird, nicht in Frage stellen. Salvarsanresistente Spirochäten sind übrigens gelegentlich auch von uns auf das Kaninchen übertragen worden und haben sich auch dann als nicht besonders widerstandsfähig gegen die Salvarsanmittel erwiesen, wenn, wie bei uns, die Überimpfung noch nach Anwendung von etwa 3 g Natriumsalvarsan gelungen war. Daraus darf geschlossen werden, daß es sich nicht um an sich widerstandsfähige Spirochätenstämme handelt, sondern daß der Körper des betreffenden Kranken nicht über die Abwehrkräfte verfügt, die zur wirksamen Entfaltung des Heilerfolges im Organismus notwendig sind. Diese kann aber durch Schwitzkuren und eventuell auch einmal durch Malariabehandlung geweckt und gesteigert werden.

Nachdem wir nun gesehen haben, daß die Syphilis in ihrer ersten und zweiten Periode eine heilbare und auch später noch mehr oder weniger gut beeinflußbare Krankheit darstellt, und daß ihre für die weitere Verbreitung so bedeutsame Ansteckungsgefährlichkeit sehr schnell herabgesetzt wird, haben wir nun die Frage zu beantworten, wie weit sie auch eine vermeidbare Krankheit geworden ist.

V. Kann die Syphilis als vermeidbare Krankheit gelten?

Da bei uns die Syphilis in 80—85 vH der Fälle als Folge eines Geschlechtsverkehrs entsteht, so kann allein durch Enthaltsamkeit die Ansteckung schon vermieden werden, und solche Menschen, die sich vor der Ehe rein halten, sind der Gefahr der Syphilis kaum oder doch nur in geringem Maße ausgesetzt. Sonst sind es Küsse, intime Berührungen, gemeinsames Trinken, besonders in leichtfertiger Gesellschaft oder sonst mit Kranken aus einem Glas,

Kann die Syphilis als vermeidbare Krankheit gelten? 39

wie es in Form des Profisko-Schoppens bei Studenten und in manchen Vereinen noch üblich ist, ferner gemeinsame Benutzung von Toilettegegenständen, wie Zahnbürsten, Waschlappen, Handtüchern und dergleichen, aber auch von Zigarrenspitzen, Zahnstochern, Spielzeug usw., die für die Übertragung in Betracht kommen. Wie zur Verhütung von anderen Krankheiten, Tuberkulose, Diphtherie, Grippe usw., so ist auch zur Übertragung dieser immerhin nicht allzu häufigen Syphilisansteckung eine Erziehung zur persönlichen Reinlichkeit und Vorsicht in gesundheitlicher Beziehung notwendig, wie sie auch in der Schule schon gelehrt werden sollte. Reinhaltung in allen Lebenslagen ist bei der heutigen Ausdehnung des Verkehrs doppelt notwendig, will man sich vor schlimmen Folgen dieser Art sicher schützen. Vor allen Dingen aber muß die aufwachsende, am meisten gefährdete Jugend vor dem wahllosen Verkehr mit Personen anderen Geschlechts gewarnt werden. Wie die Treue in der Ehe, so ist schon Beständigkeit in den Beziehungen auch vor der Heirat von größter Bedeutung. Denn gerade die wechselweise Hingabe ist so ungemein gefährlich und das ganz besonders bei der Syphilis, bei der ansteckungsfähige Kranke oft einen ganz gesunden Eindruck machen und sich nicht selten auch für gesund ausgeben oder halten.

Durch Aufklärung weiter Volkskreise und der Jugend ist auf diesem Gebiet schon manches erreicht worden, und in der heutigen Jugendbewegung sind erfreuliche Ansätze zu einer Besserung zu erkennen. Durch das Hinauswandern der Jugend in die freie Natur, durch die Pflege der Leibesübungen und die Betonung der Bedeutung eines gesunden reinen Körpers neben einem starken kenntnisreichen Geist („Mens sana in corpore sano") sind hier bereits erkennbare Fortschritte erzielt worden. Freilich bleiben Gefahren und Versuchungen unserer Jugend besonders in Großstädten und fern vom Elternhause auch künftig nicht erspart, da frühe Heiraten infolge der sozialen Verhältnisse bei uns sehr erschwert und oft unmöglich sind. Deshalb sollten Eltern und Erzieher sich ihrer großen Verantwortung Jugendlichen gegenüber bewußt sein und diese nicht ungewarnt und unaufgeklärt aus dem Hause ins Leben hinausgehen lassen. Mag man über Art und Wert einer solchen rechtzeitigen Belehrung auch verschieden denken, eine offene Aussprache über die Gefahren würde doch wohl viele Tränen und Qualen den Opfern blinden und sorglosen Leichtsinns ersparen und sie im Unglücksfall vertrauensvoller und besser den Weg zur Heilung finden lassen.

Ein schlimmer Verführer der Jugend ist vor allen Dingen der Alkohol, der durch Hebung der Stimmung, Beseitigung aller Hemmungen und Förderung lasterhaften Leichtsinns so manches Opfer fordert und besonders auch dazu beiträgt, daß viele sonst streng erzogene und sittlich denkende Menschen eine Geschlechtskrankheit davontragen. Neben strenger sittlicher Erziehung seitens der Kirche und Schule und Förderung aller gesunden Sportbewegung muß deshalb die Aufklärung über die großen Gefahren des Alkohols auch künftig trotz aller Fortschritte in der Behandlungsmöglichkeit auch zur Eindämmung der Geschlechtskrankheiten gefordert werden.

Diese Aufklärung muß sich auch nach der Richtung hin erstrecken, daß jede Geschlechtskrankheit oder Ansteckungsmöglichkeit die sofortige Behandlung durch einen kenntnisreichen, geübten und erfahrenen Arzt erforderlich macht, und daß es eine unverzeihliche Versündigung nicht nur an der eigenen Gesundheit, sondern auch an derjenigen der Mitmenschen bedeutet, wenn Verhütung oder Frühheilung einer Geschlechtskrankheit auch nur einen oder wenige Tage verzögert wird. Während in manchen anderen Ländern schon ein strenges Verbot für Nichtärzte besteht, Geschlechtskranke zu behandeln, ist das bei uns leider nicht der Fall, und noch immer lesen wir in unseren Zeitungen allerlei irreführende Anzeigen über arzneilose Behandlung und trügerische Versprechungen. Daß hierbei die Ansteckungsmöglichkeit fortbesteht und die Umgebung der Kranken ungemein gefährdet wird, ist eine schlimme Folge dieser unvollkommenen Gesetzgebung, bei der selbst ganz ungebildete Kurpfuscher meist straffrei bleiben, weil sie behaupten dürfen, daß sie nach bester Überzeugung gehandelt hätten. Wie die Ärzteschaft sich gegen Annonceure in ihren eigenen Reihen mit Recht wendet, so sollte sich auch die Allgemeinheit dagegen wehren, daß sie durch diese unverantwortliche Tätigkeit von Kurpfuschern und Nichtärzten bei uns zulande in hohem Grade gefährdet wird. Was in anderen Ländern bereits erkannt und abgestellt ist, in denen jeder Nichtarzt, der sich an die Behandlung solcher Kranker wagt, streng bestraft wird, sollte doch auch in einem geistig so hochstehenden Lande wie Deutschland, in dem die größten wissenschaftlichen Fortschritte auf diesem Gebiet gemacht worden sind, ein erreichbares Ziel sein[1]).

Von ganz besonderer Bedeutung für die Bekämpfung der Syphilis ist aber die bei keiner Krankheit so häufig vorkommende Übertragung auf die Nachkommenschaft. Kinder mit ange-

---

[1]) **Anmerkung bei der Korrektur:** Inzwischen ist durch Annahme des Gesetzes zur Bekämpfung der Geschlechtskrankheiten zwar die Kurierfreiheit noch nicht aufgehoben, aber bei Leiden der Geschlechtsorgane doch verboten worden.

borener Syphilis zeigen zwar öfters gut erkennbare Erscheinungen und werden dadurch für den Arzt und die erfahrene Hebamme als ansteckungsgefährlich gezeichnet. Vielfach aber kommen sie ohne alle erkennbaren Krankheitszeichen auf die Welt und sind doch für ihre Umgebung dann eine große Gefahr, weil niemand in ihnen eine Ansteckungsquelle vermutet. Deshalb muß es unser ernstestes Bestreben sein, die angeborene Syphilis möglichst auszuschalten. Auch in dieser Beziehung ist das Salvarsan ein großer Segen für die Menschheit geworden, indem es in der Tat geeignet ist, die angeborene Syphilis weitgehend zu verhüten.

Wie ausgebreitet früher diese Form der kindlichen Syphilis gewesen ist, hat Prof. HELLER in einem öffentlichen Vortrag vor kurzem erläutert; auch wie entsetzlich die Sterblichkeit dieser Kinder ehemals war, geht aus seinen Zahlen hervor, die auf 50 bis 80 vH und mehr lauten. Sind diese Zahlen heute auch durch die bessere Behandlungsmöglichkeit wesentlich kleiner geworden, so bleibt die Verhütung der angeborenen Syphilis doch noch eine für die Volksgesundheit ungemein wichtige Aufgabe.

Auf der letzten Naturforscherversammlung in Düsseldorf ist diese Frage ausführlich besprochen worden, und es hat sich ergeben, daß z. B. in Dänemark auf diesem Gebiete schon Bedeutendes geleistet werden kann, weil dort eine die angeborene Syphilis berücksichtigende Schwangerenfürsorge durchgeführt wird. In Deutschland sind in Gebäranstalten schon viel früher Untersuchungen aller Gebärenden und Schwangeren ausgeführt worden und haben mir z. B. in Halle im Jahre 1909 eine Durchseuchung der Bevölkerung bis zu 20 vH ergeben, während 1910 in Bonn nur 10 vH der Gebärenden und Schwangeren krank befunden wurden. Später sind diese Zahlen zurückgegangen und 1922 waren es auch in Bonn nur noch etwa 6,5 vH, während jetzt durchschnittlich 5—6 vH der in diese Anstalten Aufgenommenen eine positive Wassermannsche Reaktion zeigen. Durch rechtzeitige und genügend starke Behandlung der Schwangeren gelingt es nun in der Tat, in der allergrößten Mehrzahl der Fälle, wenn die Behandlung lange genug durchgeführt werden kann, ein gesundes Kind zu erzielen. Es lohnt sich daher auch bei uns, auf diesem Gebiet die Wege frei zu machen für eine rechtzeitige Erfassung der Schwangeren, damit bei den Krankbefundenen durch die sehr gut mögliche kombinierte Behandlung mit Salvarsan und Wismut eine gesunde Nachkommenschaft erzielt wird. Zu diesem Zweck braucht empfindlichen Frauen in der Schwangerenfürsorge nichts davon gesagt zu werden, daß auf Syphilis untersucht werden soll, sondern es kann ganz allgemein eine Blutprobe gefordert werden, um irgendwelche

"Schärfen im Blut", die für das Kind in Betracht kommen könnten, festzustellen und dadurch das Odium einer Syphilisuntersuchung zu vermeiden. Deshalb wird es auch bei uns von größter Wichtigkeit sein, wenn Frauen- und Hautkliniken in dieser Beziehung Hand in Hand arbeiten und unter Hinzuziehung der Kinderklinik die Mittel und Wege, die zur Verhütung, aber auch zur Behandlung der angeborenen Syphilis erforderlich sind, besser, als das bisher möglich ist, ausgestalten, um auch die Ansteckungsgefährlichkeit, die von diesen Kindern droht, auszuschalten.

Die Wissenschaft hat jedenfalls schon alles geleistet, um nach dieser Richtung hin die Gefahren für die Volksgesundheit beseitigen zu können. Nunmehr liegt es nur noch daran, daß die in Betracht kommenden Behörden und Versorgungsanstalten die Wege ebnen, um dies Ziel auch wirklich zu erreichen. Vor allem aber ist es notwendig, daß in dem neuen Gesetz zur Bekämpfung der Geschlechtskrankheiten, das nun schon so lange beraten wird, endlich die Behandlung dieser für die Volksgesundheit so wichtigen Leiden nur Ärzten vorbehalten bleibt, und daß briefliche und Fernbehandlung durch Annonceure, sowie die Behandlung durch Nichtärzte und Kurpfuscher jeder Art strengstens verboten wird[1]).

Die Untersuchung der Schwangeren und Gebärenden hat aber noch einen weiteren wesentlichen Vorteil, indem bei den Krankbefundenen die Fürsorgestellen den Quellen dieser Erkrankungen und ihrer etwaigen Verbreitung in Familien und Umgebung nachgehen können, und daß unbekannte im Verborgenen fortschwelende Infektionen aufgefunden werden. Hierdurch kann der unbewußten Übertragung und Verbreitung der Syphilis weiter in wirksamster Weise vorgebeugt werden.

Außer in den Gebäranstalten finden sich auch in den Gefängnissen zahlreiche Geschlechtskranke, darunter nicht wenige noch ansteckungsgefährliche Syphilitische. Auch auf deren Behandlung hat man neuerdings mit Recht die Aufmerksamkeit gelenkt, weil solche Kranke nach ihrer Entlassung in leichtfertigster oder unbewußter Weise die Krankheit weiter verbreiten, während ihres Gefängnisaufenthaltes aber in wirksamer Weise behandelt werden können. Deshalb hat der Vorschlag, bei den Insassen der Gefängnisse grundsätzlich eine Blutuntersuchung durchzuführen, für die Bekämpfung der Syphilis sicherlich große Bedeutung.

So sehen wir, daß nicht nur der einzelne sich vor Syphilis schützen, sondern daß auch die Gesamtheit der Bevölkerung heutzutage weitgehend vor der Ansteckungsmöglichkeit bewahrt

---

[1]) Vgl. Anmerkung auf Seite 40.

Kann die Syphilis als vermeidbare Krankheit gelten? 43

werden kann. Freilich machen die hierfür notwendigen Maßnahmen bei uns noch einige Schwierigkeiten, wie man auch an dem Schicksal des Gesetzes über die Geschlechtskrankheiten sehen kann. Schwierigkeiten sind aber nur dazu da, um den Willen zu ihrer Überwindung zu wecken und zu stärken, und die hier vorliegenden sind nicht allzu schwer zu beseitigen.

Außer durch Reinheit im Lebenswandel kann sich der einzelne auch durch persönliche Schutzmittel vor den Geschlechtskrankheiten weitgehend bewahren. Die Erörterung hierüber gehört aber in die Sprechstunde eines sachverständigen Arztes oder einer Beratungsstelle. Hier mag nur soviel gesagt werden, daß es einfache Schutzmittel (Präservativs, Schutztropfen, Schutzsalben) gibt, die solchen empfohlen werden können, die nicht soviel Charakterstärke besitzen, um sich vor der Ehe rein zu halten. Ganz besonders wichtig ist es aber, auch hier zu betonen, daß jeder Gefährdete, der sich einer Ansteckung durch Verkehr nicht nur mit einer leichtfertigen oder ihm unbekannten Person, sondern auch mit der ihm bekannten Freundin oder Frau eines anderen ausgesetzt hat, möglichst schnell einen zuverlässigen Arzt oder Facharzt aufsuchen soll, der ihn z. B. in den ersten drei Tagen vor einer möglichen Ansteckung mit Tripper meist leicht schützen kann, und zwar durch eine oder zwei starke Einspritzungen in die Harnröhre, während bei Syphilis eine solche vorbeugende Behandlung zwar auch gut möglich ist, von der großen Mehrzahl aller erfahrenen Ärzte aber abgelehnt wird, ehe nicht sichere Zeichen oder Spirochäten nachweisbar sind. Davor muß jedenfalls gewarnt werden, sich bei der Möglichkeit einer Ansteckung mit Syphilis auf nur wenige Einspritzungen von Salvarsan zu verlassen; denn sie verdecken nur den Tatbestand und schützen in zu geringer Zahl keineswegs sicher vor einem späteren Ausbruch einer dann viel schwerer feststellbaren syphilitischen Erkrankung. Sehr wertvoll ist öfters die alte Methode der Konfrontation, die in der Untersuchung der Person, von der die Ansteckung herrühren soll oder kann, besteht; werden bei ihr ansteckungsgefährliche Zeichen gefunden, ist eine Frühbehandlung in genügender Stärke oft wohl ratsam, obwohl die Übertragung auch dann nicht in jedem Falle einzutreten braucht und zuweilen ausbleibt. In allen solchen Fällen ist es unrichtig, einen besonders erfahrenen Arzt oder eine ,,Autorität" zu spät und eventuell erst dann zuzuziehen, nachdem durch unzweckmäßige Eingriffe oder gar Anbehandlung, d. h. ganz schwachen Kurversuch, die ganze Sachlage unklar geworden ist, sondern hier kann nur der dringende Rat erteilt werden, daß, falls sich jemand beunruhigt und Sicherheit in solchem Dilemma sucht, er so früh wie möglich einen besonders erfahrenen Kenner befragt, damit rechtzeitig der richtige Weg eingeschlagen werden kann und nichts im Übereifer geschieht, was das Urteil erschwert oder unmöglich macht.

Fassen wir das Ergebnis unserer Betrachtungen zusammen, so sehen wir, daß in der Tat die Syphilis als eine **weitgehend vermeidbare Krankheit** gelten kann, und wir können uns nun der Schlußfrage, ob die Ausrottung der Syphilis in absehbarer Zeit möglich erscheint, zuwenden.

VI. Ist die Syphilis als eine ausrottbare Krankheit anzusehen?

Wenn, wie wir sahen, die Syphilis eine früh und gut erkennbare Krankheit geworden ist, wenn sie als heilbar und ganz besonders als frühheilbar und weitgehend vermeidbar gelten kann, sind die Waffen gegeben, um ihre Ausrottung mit Aussicht auf Erfolg in Angriff nehmen zu können.

Daß freilich die Eindämmung dieser im Verborgenen schleichenden und aus schmutzigen versteckten Quellen stammenden Krankheit, die oft an zügellose Leidenschaften gebunden ist, die allergrößten Schwierigkeiten machen muß, darf man sich nicht verhehlen. Hat doch weder die polizeiliche Überwachung der öffentlichen Dirnen noch Warnung und Aufklärung noch auch die Empfehlung von medizinischen Schutzmitteln allzuviel genützt, wenn auch in gewissen Bevölkerungskreisen, z. B. im Heer und in der Marine, auf diese Weise zweifellos Erfolge erzielt worden sind.

Auch hier stehen sich, wie so oft, zwei entgegengesetzte Anschauungen gegenüber. Die Vertreter der einen, die Pessimisten, sehen nur die Schwierigkeiten und meinen, daß auch in Zukunft bei der Schwäche der menschlichen Natur, der Stärke der eingeborenen Triebe, der Unübersichtlichkeit der Wege, auf denen sich die Krankheit ausbreitet, ein voller Erfolg kaum zu erzielen sei. Die anderen aber, die **Optimisten**, erkennen zwar auch die Hindernisse, die den Weg zu versperren scheinen, wollen jedoch trotzdem unverzagt und vertrauensvoll den Kampf aufnehmen und zum guten Ende führen. Und wie immer im Leben ist für denjenigen, der wirklich etwas erreichen will, die **optimistische Auffassung** allein zulässig und nach allen unseren Betrachtungen auch wohlbegründet.

Sie stützt sich vor allem auf die großen Erfolge deutscher Forschertätigkeit. Die **Früherkennung** der Syphilis durch den

Ist die Syphilis als eine ausrottbare Krankheit anzusehen? 45

so schnell und meist leicht zu erbringenden Spirochätennachweis, die Möglichkeit, auch versteckte Erkrankungen durch die verhältnismäßig einfache Untersuchung des Blutes und Nervenwassers herauszufinden, vor allem aber die frühheilende und die Ansteckungsgefährlichkeit so schnell herabsetzende Wirkung des Salvarsans sowie sein die angeborene Syphilis verhütender Einfluß haben gegen frühere Zeiten die Sachlage vollkommen geändert und uns mächtige Waffen in die Hand gegeben, mit denen der Erfolg in zielbewußtem Kampf erreicht werden kann. Diese großen wissenschaftlichen Errungenschaften, durch die Deutschland der ganzen Welt einen Dienst erwiesen hat, haben es veranlaßt, daß trotz der Erschütterungen des Weltkrieges und der Revolution nicht nur bei uns, sondern auch in anderen Ländern ein noch höheres Aufsteigen der Kriegswelle der Syphilis verhütet wurde. Sie haben nach Rückgang aller die Verbreitung der Syphilis fördernden Wirren ferner bewirkt, daß nunmehr eine so deutliche Abnahme der frischen Syphilisfälle erfolgt ist, daß erfahrene Fachärzte und Kliniker in fast allen Ländern ihn seit einiger Zeit immer wieder betonen. Auch auf der internationalen Konferenz zur Bekämpfung der Geschlechtskrankheiten in Paris (1925) ist diese Tatsache festgestellt worden, ebenso in sehr klarer Weise durch eine Umfrage bei den bedeutendsten Fachärzten im Auslande, wie sie unlängst der Vorsitzende der Deutschen Gesellschaft zur Bekämpfung der Geschlechtskrankheiten Prof. Jadassohn angestellt hat. In Schweden, wo das bei uns noch immer in Beratung befindliche Gesetz zur Bekämpfung der Geschlechtskrankheiten bereits seit einiger Zeit in Kraft ist, konnte die Syphilis schon so wesentlich eingeschränkt werden, daß sie nach den Angaben von Prof. Almkvist in Stockholm nur noch halb so verbreitet ist, als im Jahre 1910, also vor dem Kriege, während bemerkenswerterweise beim Tripper ein deutlicher Rückgang nicht erzielt worden ist. Hieraus darf wohl der Schluß gezogen werden, daß es im wesentlichen wirklich die wissenschaftlichen Errungenschaften sind, die der Syphilis den Boden so wirksam abgraben, während allen Aufklärungsbestrebungen, so wichtig sie auch sein mögen, dem gegenüber nach wie vor nur ein geringer Erfolg beschieden ist. Auch durch die systematische Untersuchung aller Schwangeren und Behandlung der Krankbefundenen ist in Dänemark die angeborene Syphilis mit bestem Erfolg bekämpft worden.

Die Ansicht, daß die Syphilis eine ausrottbare Krankheit geworden ist, wurde noch vor kurzer Zeit von vielen belächelt und nicht ernst genommen; heute freilich wird sie auf Grund der eben erwähnten bereits erkennbaren Tatsachen auch von vorsichtigen, sehr kritisch eingestellten Fachgenossen bereits geteilt, und es darf wohl als sicher gelten, daß ein so deutlicher allgemein feststellbarer Rückgang der frischen Syphilis, wie ihn JADASSOHNS Umfrage für 14 europäische Länder ergeben hat, nicht nur auf einem Zufall oder einer der bei Seuchen ja bekannten periodischen Schwankungen beruhen kann. Aber erst wenn diese Überzeugung von den Ärzten und allen den Kreisen, die für die Bekämpfung der Syphilis in Betracht kommen, allgemein geteilt wird, kann mit Aussicht auf Erfolg darauf der feste Wille begründet werden, die Menschheit künftig von dieser Geißel, die seit der Entdeckung Amerikas das Liebesleben der alten Welt vergiftet, wieder zu befreien.

Damit dieses hohe Ziel in absehbarer, nicht allzuferner Zeitspanne erreicht werden kann, sind freilich noch eine Anzahl wesentlicher Vorbedingungen zu erfüllen.

Zunächst muß die Aufklärung über die Möglichkeit der Früherkennung und Frühheilung in weite Kreise und vor allem auch in die der bedrohten Jugend mit frischerer Begeisterung hinausgetragen werden; auch die Eltern müssen es immer wieder erfahren, daß, wenn sie in dieser Hinsicht lässig sind, nicht nur das Wohl und die Gesundheit ihres von solchem Unglück betroffenen Kindes unwiederbringlichen Schaden erleiden kann, sondern infolge der Übertragbarkeit durch einen Kuß, befleckte Gerätschaften usw. auch sie selbst und andere Familien- und Hausangehörige gefährdet sind. Geben sie ihren erwachsenen Kindern, die das Haus verlassen, auch nur den Rat, sich bei Erkrankungen, wie unerklärlichen wunden Stellen, Drüsenschwellungen usw. sofort an einen sachkundigen Arzt zu wenden, so ist schon viel gewonnen, mehr noch, wenn sie einen Arzt ihres Vertrauens namhaft machen, der in solchen Fällen hilfreich zur Seite stehen wird. Falsche Scham und Furcht, sich rechtzeitig zu erklären, richten hier noch immer großen Schaden an, während eine vorsichtige offene Aussprache auch in solchen Fährnissen das Vertrauen zwischen Eltern und Kindern leichter aufrecht erhalten könnte.

Ferner aber muß die Früherkennung und Frühbehandlung auch in ärztlichen Kreisen noch besser bekannt und in fraglichen Fällen oder bei möglicher Ansteckung die sofortige unverzögerte Zuziehung eines auf diesem Gebiete besonders erfahrenen Sachkenners allgemeiner üblich werden. Ist doch der Fachkundige gerade dann am besten in der Lage, die Sachlage zu klären und mit Hilfe aller diagnostischen Methoden eine Erkrankung möglichst früh sicher festzustellen, während durch unzweckmäßige Eingriffe eines weniger erfahrenen und übereifrigen Arztes viel verdorben und danach eine sichere Entscheidung erschwert oder zeitweise unmöglich gemacht werden kann. Gerade bei Frauen und Mädchen begegnen mir immer wieder Fälle, die lange Zeit als einfacher Gebärmutterkatarrh oder harmloses Wundsein von Frauenärzten behandelt werden, ohne daß der leicht zu erbringende Spirochätennachweis am Gebärmutterhals, in der Harnröhre, an den Gaumenmandeln oder in den Drüsen versucht worden war. Hier ist die Befragung eines diese Methoden beherrschenden Arztes heutzutage Pflicht eines gewissenhaften Beraters.

Weiter ist es im Interesse einer besseren Bekämpfung der Syphilis meiner Überzeugung nach dringend erforderlich, daß die vorher auseinandergesetzten Grundsätze der starken maximalen Frühbehandlung, die mit wenigen (zwei bis drei) mit kurzen Pausen aufeinander folgenden Kuren die volle Ausnutzung der Frühheilungschance anstrebt und nach unserer Erfahrung auch meist erreicht, mehr und mehr Allgemeingut der Ärzte und ganz besonders der Fachärzte werden. Wird nicht nur den ganz frisch Erkrankten der frühen Primärperiode, sondern auch allen Sekundärsyphilitischen, die ja noch weit ansteckungsgefährlicher sind, die Frühheilung als erreichbares Ziel gezeigt und ihr Interesse und Verständnis dafür entfacht und wach gehalten, so werden alle diese Kranken vermöge dieses Kursystems bald ihre Ansteckungsgefährlichkeit verlieren und bei regelrechter Fortführung der Behandlung auch fast nie wieder ansteckende Rückfälle bekommen. Da sich diese Kurfolge in nur etwa einem halben Jahre abspielt, so ist der große Übelstand, daß den Kranken die Behandlung zu lang wird und sie sich ihr vorzeitig entziehen, gegenüber der ehemals viel längeren Dauer wesentlich verringert, und die Mahnung haftet um so frischer im Gedächtnis, je sicherer der Erfolg weniger so kräftiger Kuren in Aussicht gestellt und dem Patienten der Erfolg kenntlich gemacht wird. Durch diese Zusammendrängung der Behandlung auf einen verhältnismäßig kurzen Zeitraum, wobei die volle Ausnutzung der Frühheilungschance allen ansteckungsfähigen Syphilitikern zugute kommt, wird auch die sonst so schwierige Überwachung erheblich erleichtert und durch das Ausbleiben ansteckender Rückfallserscheinungen die Ausbreitung der frischen Syphilis weit wirksamer bekämpft und verhindert, als wenn zahlreiche schwächere Kuren bei gleicher oder größerer Gesamtmenge der Heilmittel mit längeren Pausen durchgeführt werden. Auch das ist nach unserer Erfahrung im Vergleich zu den Ergebnissen anderer Kliniken sicher, daß Nervenerkrankungen und Veränderungen des Nervenwassers bei so starker Frühbehandlung viel besser vermieden werden und die Malariafieberbehandlung dadurch bei der sekundären Syphilis meist entbehrt werden kann. Diese Tatsache muß gegenüber den Aussprüchen hervorragender Psychiater, wie NONNE, WILMANNS u. a., ganz besonders hervorgehoben werden; Paralyse und Tabes, aber auch späte Gefäßerkrankungen sind nach solcher starken Frühbehandlung nicht nur nicht häufiger, sondern entschieden seltener geworden; ja selbst schwache Behandlung hat sie nicht vermehrt, sonst müßte das heute, fast 17 Jahre nach Einführung des Salvarsans, schon überall so deutlich erkennbar sein, daß jeder Zweifel unmöglich wäre. Übrigens betont WILMANNS auch selbst, daß er die Notwendigkeit dieser Frühbehandlung durchaus und voll anerkennt.

Die bei vielen Ärzten immer noch herrschende Auffassung, daß als Einzelgabe des Neosalvarsans nicht mehr als 0,45 g (sogenannte Dosis III) nötig oder geboten sei, bedarf freilich der Korrektur; denn diese zu kleine Dosis bedingt die so wesentlich schlechteren Heilerfolge, besonders bei nicht ganz frischer sekundärer Syphilis gegenüber den unsrigen. Möge unser Vorgehen und das Beispiel des Auslands, wo der Prophet EHRLICH mehr gilt als im eigenen Vaterlande, den Anlaß zu einer allgemeiner durchgeführten objektiven Nachprüfung unserer klar vor Augen liegenden vortrefflichen Heilerfolge geben, nicht nur weil auf diese Weise dem Wohl des einzelnen Kranken, sondern auch dem seiner Umgebung und der Volksgesundheit am besten gedient ist; bleiben doch ansteckungsgefährliche Rückfälle zweifellos um so sicherer aus, je stärker und zusammengedrängter die Frühbehandlung im Sinne unseres Kursystems und unserer dem Ausland gegenüber doch nur mittelgroßen und gut verträglichen Dosen (sogenannte Dosis IV) durchgeführt wird.

Daß auch die Verhütung der angeborenen Syphilis hierbei eine nicht zu vernachlässigende Rolle spielt, habe ich oben ausführlich auseinandergesetzt. Auch sie kann heute durch Regelung der Schwangerenfürsorge, wie sie in Dänemark sich bereits bewährt, und genügend starke Behandlung der krank Befundenen weitgehend vermieden und dadurch eine Quelle ungeahnter Ansteckungsmöglichkeit ausgeschaltet werden. Einige Kinderärzte haben zwar die Ansicht ausgesprochen, daß diese Erkrankungen für die weitere Ausbreitung der Syphilis keine besonders große Bedeutung hätten; einer solchen Auffassung muß aber nach meinen Erfahrungen ganz entschieden widersprochen werden; weisen doch gerade solche Kinder ungeheure Massen von Syphiliskeimen auch an Mund- und Nasenschleimhaut auf und geben nicht nur zu familiären, sondern sogar zu Massenerkrankungen in Kinderheimen

Ist die Syphilis als eine ausrottbare Krankheit anzusehen? 49

nicht selten Anlaß. Auch hier sind mehrere möglichst starke Kuren in kurzer Folge für die Herabsetzung der Ansteckungsgefährlichkeit von ausschlaggebender Bedeutung, mag es sich um die Behandlung von Schwangeren zur Verhütung der Übertragung auf die Nachkommenschaft oder um die Behandlung neugeborener oder kleiner kranker Kinder handeln. Auch die Meinung, daß in Gebäranstalten nur bei Ledigen eine Blutprobe erforderlich sei, kann ich nicht teilen; denn mit Rücksicht auf Familieninfektionen ist gerade bei verheirateten Frauen, die doch nicht selten ahnungslos ein Opfer der Krankheit werden, eine Klarstellung dringend erwünscht.

Wenn ich vorhin sagte, daß die Überwachung der Kranken durch den Arzt oder eigene Beratungsstellen, wie sie die Landesversicherungen ja an vielen Orten eingerichtet haben, bei allgemeiner Durchführung unseres Kursystems erleichtert wird, so soll das nicht bedeuten, daß diese Kontrolle nun lässiger betrieben werden darf. Ganz im Gegenteil, seitdem der hinreichend aufgeklärte und eindringlich belehrte Kranke nicht nur am Verhalten seines Blutes, sondern auch seines Nervenwassers Interesse gewonnen hat, ist nach unserer Erfahrung die Überwachung zwar erleichtert, aber erst recht notwendig, und die noch so gute Durchführung von drei starken Kuren darf nie als sichere Gewähr wirklicher Ausheilung ohne weiteres angesehen werden, soll sie doch in erster Linie einen wirksamen Schutz gegen ansteckende Rückfälle und weitere Ausbreitung der Krankheit gewähren, also der Eindämmung der Syphilis als fortschwelender Volksseuche dienen. Wie überall, gilt auch hier der Satz: ,,Keine Regel ohne Ausnahme", und bei dem chronischen oft unberechenbaren Verlauf gerade der Syphilis und bei der noch viel zu kurzen Zeitspanne unserer Erfahrungen ist auch in Zukunft eine sehr gewissenhafte regelmäßige weitere Überwachung über eine Reihe von Jahren ein dringendes Gebot. Deshalb ist nicht nur der Ausbau der Beratungsstellen, sondern auch die Durchführung des oben schon erwähnten Gesetzes zur Bekämpfung der Geschlechtskrankheiten unumgänglich notwendig, in dem ja endlich der Verschleppung und Verschlimmerung der Syphilis durch Behandlung Unbefugter ein Riegel vorgeschoben werden wird[1]). Wie notwendig das ist, wenn dies Gesetz Nutzen bringen soll, ist von sachverständiger Seite so oft begründet worden, daß ich nach meinen obigen Ausführungen nichts mehr hinzuzufügen brauche.

Ganz besonders wichtig ist es, daß die Landesversiche-

---

[1]) Vgl. Anmerkung auf Seite 40.

50 Ist die Syphilis als eine ausrottbare Krankheit anzusehen?

rungen im Verein mit den Krankenkassen und Fürsorgeämtern nicht nur die vorher geschilderten Maßnahmen zur Auffindung unbekannter und verborgener Syphilisfälle durch Untersuchung des Blutes von Schwangeren und Gebärenden in Kliniken und Anstalten sowie von Insassen der Gefängnisse, Erziehungsheime usw. fördern und dann von den dabei aufgedeckten Erkrankungsfällen den Quellen und Ausbreitungsbezirken solcher versteckten Infektionen nachgehen, sondern daß sie auch wieder die Mittel zur Behandlung ansteckungsfähiger Syphilitiker, die ja schon heute zwangsweise in Krankenhäuser verwiesen werden können, garantieren und sofort gewähren. Gerade die Sicherung der Kostenübernahme verzögert die sofortige Behandlung, mag der Kranke noch so gefährlich für seine Umgebung sein, oft mehrere Tage und länger, was im Interesse der Gesundheit des einzelnen und des Volkswohls zweifellos eine schwere Schädigung bedeutet. Auch auf diesem Gebiete haben uns andere Länder, z. B. Schweden, überholt, da hier die Behandlung kostenfrei gewährt wird und dadurch diese Schwierigkeiten ausgeräumt sind.

Ich selbst habe seit einiger Zeit bei solchen Kranken auch in meiner Poliklinik sofort die erste Einspritzung gegeben und dem mich konsultierenden Arzte mitgeteilt, daß dies zur Verhütung schwerer Gefährdung anderer geschehen sei, und zugleich einen schriftlichen Rat über die erforderliche Fortführung der Kur und deren Stärke mitgegeben; bei dieser Begründung eines solchen einer ersten Hilfeleistung gleichzusetzenden Eingriffes hat noch keiner der beteiligten Ärzte sich darüber beschwert, daß ich über meine Befugnisse als Konsiliarius hinausgegangen sei. Der große Gewinn einer dadurch bewirkten schnellsten Herabsetzung der Ansteckungsgefährlichkeit ist ja auch unbestreitbar, und eine solche erste Hilfeleistung in Notfällen wäre meines Erachtens auch in Beratungsstellen für die erste Einspritzung mit dem Grundsatz der Nichtbehandlung wohl vereinbar.

Gewiß entstehen durch Übernahme der Behandlungskosten bei allen Unbemittelten große Ausgaben, deren nachträgliche Deckung nicht immer leicht ist. Andererseits ist aber der dadurch herbeigeführte Gewinn für die Volksgesundheit auch verbunden mit einer Verminderung der sonst zu erwartenden ungemein größeren wirtschaftlichen Belastung, die die Syphilis den genannten Behörden bei erst späterer Erfassung der Kranken doch in weit höherem Grade macht. Auch auf diesem Gebiet bedeutet die Durchführung der Frühheilungskuren in allen ansteckenden Fällen des primären und sekundären Stadiums schließlich eine große Ersparnis auch an Geldmitteln und liegt daher nicht nur im Interesse des

Ist die Syphilis als eine ausrottbare Krankheit anzusehen? 51

Staates als Hüters der Volksgesundheit, sondern auch der Kassen, Versorgungs- und Versicherungsanstalten, die bei weiterer Ausbreitung der Krankheit und später eingeleiteter Behandlung nur viel größere Kosten aufbringen müssen. Je mehr also die Früherkennung und Frühheilung der Syphilis von allen Seiten gefördert wird, um so größer wird der Gewinn für das Volkswohl, um so geringer der Verlust an Arbeitskraft, Lebensfreude und schließlich auch an Kosten sein.

Gerade weil wir jetzt so scharfe und wirksame Waffen gegen die Syphilis besitzen und Wege weisen können, auf denen ihr der Boden leichter und schneller abgegraben werden kann, ist die harmonische Zusammenarbeit aller Kreise, denen die körperliche und geistige Gesundheit und der Wiederaufstieg unseres Volkes durch Heranziehung einer reinen und starken Jugend am Herzen liegt, doppelt notwendig. Strenge sittliche Erziehung in Kirche und Schule, durch Jugend- und Sportvereine, Hinausführung in die freie Natur, Enthaltung von überflüssigem Alkoholgenuß und Aufklärung durch biologischen und gesundheitlichen Unterricht, wie sie die Deutsche Gesellschaft zur Bekämpfung der Geschlechtskrankheiten schon lange anstrebt, müssen nun erst recht immer wieder gefordert und auf das hohe Ziel, das es zu erringen gilt, allenthalben mit feurigen Zungen flammender Begeisterung hingewiesen werden.

Wenn es im Mittelalter, wie ich schon eingangs sagte, gelungen ist, den damals aus dem Orient eingeschleppten und in ganz Europa stark ausgebreiteten Aussatz, die furchtbar entstellende Lepra, ohne daß ein Heilmittel dagegen existierte, allein durch Absperrung und Zusammenwirken aller Kreise unter geistiger Führung der damals die besten internationalen Verbindungen besitzenden und die Bildung beherrschenden Kirche aus Deutschland und den Nachbarstaaten zu vertreiben, so darf gewiß die Hoffnung gehegt werden, daß dies bei der allerdings viel ansteckenderen Syphilis nun, da wir im Besitz so ungemein wirksamer Heilmittel sind, allmählich ebenfalls glücken muß. Freilich bedarf es zur baldigen Erringung eines solchen Erfolges eines freudigen Optimismus und eines auch durch gelegentliche Rückschläge nicht zu erschütternden starken Willens, der Hindernisse nicht scheut, sondern zu überwinden weiß, und ferner der Zusammenarbeit von Ärzten, Behörden, Volkserziehern und Jugendorganisationen unter Anteilnahme von Kirche und Schule. Sollte, wie ich hoffe, dieser Kampf glückhaft enden, so wäre die Befreiung der Menschheit von der Geißel der Syphilis in erster Linie als Verdienst deutscher Forschung anzusehen, die der Welt die Entdeckung des

Syphiliserregers, der Blutprobe und Untersuchung des Nervenwassers und endlich des wirksamsten Heilmittels, des Salvarsans, in einer kurzen Spanne von Jahren geschenkt und das meiste zum Ausbau der Frühheilung beigetragen hat. Möge die Überzeugung, daß es sich hier um eine **für die gesamte Menschheit wichtige große Frage** handelt, in immer weitere Kreise dringen und den Boden bereiten, auf dem fruchtbare Arbeit schneller möglich ist. Dann wird im Laufe von Jahren und Jahrzehnten ein Triumph des menschlichen Geistes über finstere vor kurzem noch als unüberwindlich geltende Naturgewalten errungen werden, den eingeleitet und zielbewußt gefördert zu haben, unserer Zeit zum bleibenden Ruhme gereichen wird. Möge die Aufforderung, diesen Bestrebungen verständnisvolle Unterstützung zu gewähren, bei Ärzten und Laien, Volksfreunden und Behörden warmen Widerhall finden und in Anbetracht der Schwierigkeit der Aufgabe die erforderliche Willenskraft und Ausdauer nicht fehlen.

> Nicht Kunst und Wissenschaft allein,
> Geduld muß bei dem Werke sein.
> Gibts auch der Schwierigkeiten viel,
> Ein starker Wille führt zum Ziel.

VII. Zusammenfassung der wichtigsten Ergebnisse.

Wenn ich zum Schluß noch einmal zusammenfasse, was unsere Betrachtungen ergeben haben, so mag es in folgenden Sätzen geschehen.

1. Da die Syphilis eine gut und früh erkennbare und im allgemeinen auch früh heilbare Krankheit geworden ist, andererseits aber auch als weitgehend vermeidbar angesehen werden darf, ist ihre **Ausrottung** in absehbarer Zeit sehr wohl **möglich**.

2. Die **Früherkennung** dieser schleichend und oft ganz schmerzlos auftretenden Infektion durch sachverständige Ärzte und gut eingerichtete Beratungsstellen ist nach jeder Richtung zu fördern. Gerade zu Beginn der ersten Erscheinungen und vor irgendwelchen Eingriffen ist ferner die **Konsultation** eines besonders erfahrenen Kenners wichtig und für das spätere Schicksal des Kranken oft entscheidend.

3. Die **maximale Frühbehandlung** mit mehreren (wenigstens 2—3) starken kombinierten kurz aufeinander folgenden Kuren gibt nicht nur die besten Heilerfolge, sondern **verhütet**

Zusammenfassung der wichtigsten Ergebnisse. 53

auch ansteckungsgefährliche Rückfälle und die weitere Übertragung der Krankheit am sichersten.

4. Sorgsame über lange Zeit ausgedehnte Überwachung der Kranken mit Untersuchung nicht nur des Blutes, sondern auch des Nervenwassers durch erfahrene Ärzte oder in den Beratungsstellen ist nach wie vor von größter Bedeutung.

5. Durch die Blutuntersuchung der Schwangeren in Gebäranstalten sowie der Insassen von Gefängnissen Krankenhäusern, Erziehungsheimen usw. und Verfolgung der Ansteckungsquellen durch die Fürsorgeorgane kann die erworbene und angeborene Syphilis weitgehend verhütet und die Krankheitsausbreitung wirkungsvoll eingeschränkt werden. Zugleich läßt sich auf diese Weise der Durchseuchungsgrad der Bevölkerung einigermaßen verfolgen und kontrollieren.

6. Um den Boden für einen aussichtsvollen Kampf zu bereiten, ist weiter eine zielbewußte die Vermeidbarkeit und Heilbarkeit berücksichtigende Aufklärung zumal der heranwachsenden Jugend erforderlich.

7. Zusammenarbeit der Ärzte, Fürsorgebehörden, Landesversicherung und aller sonst in Betracht kommenden Kreise ist für den schnellen Erfolg dieses Kampfes von größter Bedeutung.

8. Durch die Sicherung der Behandlungskosten bei Kassenkranken, Versicherten und Armen darf nicht kostbare Zeit für die Heilung verloren und zugleich die Allgemeinheit gefährdet werden. Hier ist dringend Abhilfe im oben erörterten Sinne durch Gewährung freier Behandlung an Unbemittelte notwendig.

9. Durch die Bekämpfung des Alkoholismus und der Unsittlichkeit und die Sorge für einwandfreie Wohnungen wird auch die Verbreitung der Syphilis wirksam eingeschränkt.

10. Die baldige Durchführung des Gesetzes zur Bekämpfung der Geschlechtskrankheiten ist äußerst dringlich[1]); dabei darf die Behandlung aller Leiden der Geschlechtsorgane nur staatlich approbierten Ärzten vorbehalten bleiben; ist doch in anderen Ländern Europas die Kurpfuscherei mit Rücksicht auf die durch sie bedingte starke Gefährdung und Schädigung der Volksgesundheit überhaupt verboten.

Mein verstorbener Lehrer Professor EDMUND LESSER schließt sein berühmtes Lehrbuch der Haut- und Geschlechtskrankheiten, das in 13 Auflagen nicht nur den deutschen, sondern auch vielen

---

[1]) Anmerkung bei der Korrektur: Das neue Gesetz ist inzwischen angenommen und die Kurierfreiheit für alle Leiden der Geschlechtsorgane endlich aufgehoben worden (vgl. auch Seite 40).

54 Zusammenfassung der wichtigsten Ergebnisse.

ausländischen Ärzten die Lehre von der Syphilis vermittelt hat, noch recht resigniert mit den eindrucksvollen Worten, durch die der große Arzt und Menschenfreund CHRIST. WILHELM HUFELAND in seiner Makrobiotik vor etwa 130 Jahren (1796) diese Volksseuche so treffend gekennzeichnet hat: ,,Was sind alle auch die tödlichsten Gifte in Hinsicht auf die Menschheit im ganzen gegen das venerische? Dies allein vergiftet die Quellen des Lebens selbst, verbittert den süßen Genuß der Liebe, tötet und verdirbt die Menschensaat schon im Werden und wirkt also selbst auf die künftige Generation, schleicht sich auch in die Zirkel stiller häuslicher Glückseligkeit ein, trennt Kinder von Eltern, Gatten von Gatten und löset die heiligsten Bande der Menschheit''.

Ist es da nicht erhebend und ein Segen für die gesamte Kulturwelt, daß es unserer Zeit beschieden war, gegen eine derartig verderbliche Seuche so wirksame Waffen geschmiedet und in zähem Ringen Mittel und Wege gefunden zu haben, die uns die Erlösung von so schwerem Übel verheißen? Ja so ist es, und damit erwächst nicht nur uns Ärzten, sondern allen Menschenfreunden, insbesondere den Abgeordneten der Parlamente in Verbindung mit den Behörden, die Pflicht, bei diesem großen aussichtsvollen Kampfe mit allen Kräften mitzuwirken; dann wird der Erfolg nicht ausbleiben!

Verlag von **Julius Springer** in Berlin W 9

Die Salvarsanbehandlung der Syphilis

Versuch einer gemeinverständlichen Darstellung
Vortrag, gehalten in der Ortsgruppe Breslau der Deutschen
Gesellschaft zur Bekämpfung der Geschlechtskrankheiten

Von Professor Dr. **J. Jadassohn**
Direktor der Universitätshautklinik in Breslau
20 Seiten. 1923. RM 0.40

[W] Die Geschlechtskrankheiten als Staatsgefahr und die Wege zu ihrer Bekämpfung

Von Professor Dr. **Ernst Finger**
Vorstand der Klinik für Syphilidologie und Dermatologie der Universität Wien

(»Abhandlungen aus dem Gesamtgebiet der Medizin«)
69 Seiten. 1924. RM 1.70

Für Abonnenten der »Wiener klinischen Wochenschrift« ermäßigt sich der Bezugspreis um 10%

Inhaltsübersicht:
Reglementierung und Abolitionismus in ihrer Wirkung auf die Verbreitung der Geschlechtskrankheiten. Fürsorgerische Maßnahmen für Prostituierte. Gesetzliche Regelung der Prostitution in den verschiedenen Staaten Europas. Gesetzliche Maßnahmen zur Erfassung und sachgemäßen Behandlung Geschlechtskranker in den verschiedenen Staaten. Zwangsuntersuchung und Zwangsbehandlung. Ärztliche Anzeigepflicht. Strafrechtliche Bestimmungen gegen Übertragung von Geschlechtskrankheiten, bzw. gegen vorsätzliche oder fahrlässige Gefährdung. Erzieherische Maßnahmen, Aufklärung. Individuelle Prophylaxe.

Geschlechtskrankheiten bei Kindern. Ein ärztlicher und sozialer Leitfaden für alle Zweige der Jugendpflege. Unter Mitarbeit von W. Fischer-Defoy, Frankfurt a. M., F. Kramer, Berlin, E. Langer, Berlin. Herausgegeben von **A. Buschke** und **M. Gumpert.** Mit 10 Abbildungen. IV, 108 Seiten. 1926. RM 5.40

Hygienische Volksbildung. Von Dr. med. **Martin Vogel,** wissenschaftlicher Direktor am Deutschen Hygiene-Museum, Generalsekretär des Sächsischen Landesausschusses und vormals Generalsekretär des Reichsausschusses für hygienische Volksbelehrung. (Sonderausgabe des gleichnamigen Beitrages in dem I. Band des »Handbuches der sozialen Hygiene und Gesundheitsfürsorge«. Mit 6 Abbildungen. IV, 88 Seiten. 1925. RM 3.—

Die mit [W] bezeichneten Werke sind im Verlage von Julius Springer in Wien erschienen

Verlag von Julius Springer in Berlin W 9

Handbuch der
Haut- und Geschlechtskrankheiten

Bearbeitet von über 200 Fachgelehrten

Herausgegeben im Auftrage der Deutschen Dermatologischen Gesellschaft gemeinsam mit G. Arndt-Berlin, B. Bloch-Zürich, A. Buschke-Berlin, E. Finger-Wien, E. Hoffmann-Bonn, C. Kreibich-Prag, F. Pinkus-Berlin, B. Riehl-Wien, L. v. Zumbusch-München von J. Jadassohn, Breslau.

Schriftleitung Dr. O. Sprinz, Berlin.

In 23 Bänden.

Im Januar 1927 erschienen:

Erster Band: **Anatomie und Physiologie der Haut.** Erster Teil. **Anatomie der Haut.** Bearbeitet von B. Bloch-Zürich, F. Pinkus-Berlin, W. Spalteholz-Leipzig. Mit 390 zum Teil farbigen Abbildungen. XII, 564 Seiten. 1927.   RM 87.—; gebunden RM 93.—

Neunzehnter Band: **Kongenitale Syphilis.** Bearbeitet von G. Alexander-Wien, H. Boas-Kopenhagen, C. Hochsinger-Wien, J. Igersheimer-Frankfurt, P. Kranz-München, R. Ledermann-Berlin, F. Lesser-Berlin, E. Müller-Berlin, H. Rietschel-Würzburg, L. v. Zumbusch-München. Mit 95 zum Teil farbigen Abbildungen. VIII, 374 Seiten. 1927.   RM 48.—; gebunden RM 54.—

Als nächste Bände werden erscheinen:

Dreizehnter Band: **Die Krankheiten der Nägel.** Zweiter Teil. Bearbeitet von J. Heller-Berlin. (Gleichzeitig zweite Auflage von: Heller, Die Krankheiten der Nägel. Berlin. August Hirschwald 1910.) Mit etwa 100 zum Teil farbigen Abbildungen.

Fünfzehnter Band: **Syphilis. Ätiologie und allgemeine Pathologie.** Erster Teil. Bearbeitet von E. Hoffmann-Berlin, E. Hofmann-Frankfurt, P. Mulzer-Hamburg. Mit über 100 zum großen Teil farbigen Abbildungen.

Einundzwanzigster Band: **Ulcus molle. Andere Kranheiten der Urogenitalorgane.** Bearbeitet von Priv.-Doz. Dr. W. Frei-Breslau, Prof. Dr. G. Stümpke-Hannover, Dr. F. Callomon-Dessau, Prof. Dr. G. Scherber-Wien, Dozent Dr. B. Lipschütz-Wien, Prof. Dr. J. Fabry-Dortmund, Prof. Dr. Martin Mayer-Hamburg und Prof. Dr. H. da Rocha Lima Hamburg, Dr. F. Fischl-Wien, Prof. Dr. R. Frühwald-Chemnitz. Mit über 100 Abbildungen.

Inhaltsübersicht des Gesamtwerkes

A. Hautkrankheiten. Erster Band: Anatomie und Physiologie. Zweiter bis Fünfter Band: Allgemeine Ätiologie, Pathologie und Therapie. Sechster bis Vierzehnter Band: Spezielle Dermatologie. B. Geschlechtskrankheiten. Fünfzehnter Band: Syphilis, Ätiologie und allgemeine Pathologie. Sechzehnter bis Siebzehnter Band: Syphilis. Spezielle Pathologie. Achtzehnter Band: Syphilis. Therapie. Neunzehnter Band: Kongenitale Syphilis. Zwanzigster Band: Gonorrhöe. Einundzwanzigster Band: Ulcus molle. Andere Krankheiten der Urogenitalorgane. Zweiundzwanzigster Band: Soziologie, Statistik, Geschichte der venerischen Krankheiten. Dreiundzwanzigster Band: Generalregister.   Jeden Monat erscheinen etwa zwei Bände.

Die Mitglieder der Deutschen Dermatologischen Gesellschaft, in deren Auftrag das „Handbuch" herausgegeben wird, haben das Recht auf einen Vorzugspreis bei direktem Bezug vom Verlag.

MIX
Papier aus verantwortungsvollen Quellen
Paper from responsible sources
FSC® C105338

If you have any concerns about our products,
you can contact us on
ProductSafety@springernature.com

In case Publisher is established outside the EU,
the EU authorized representative is:
Springer Nature Customer Service Center GmbH
Europaplatz 3, 69115 Heidelberg, Germany

Printed by Libri Plureos GmbH
in Hamburg, Germany